Sabine Wacker

Basenfasten plus – mit Schüßler-Salzen sanft entsäuern

- Fit und gesund mit der Power-Kur
- Mineralien ausgleichen
- Stoffwechsel anregen

Haug

Bibliografische Information der Deutschen Bibliothek
Die Deutsche Bibliothek verzeichnet diese Publikation in der Deutschen Nationalbibliografie; detaillierte bibliografische Daten sind im Internet über http://dnb.ddb.de abrufbar

Programmplanung: Dr. Elvira Weißmann-Orzlowski
Bearbeitung: Sabine Seifert · Satz/Grafik/Lektorat
Umschlaggestaltung: Cyclus · Visuelle Kommunikation, Stuttgart
Umschlagfotos: ZEFA; Fotos Innenteil: MEV-Verlag, Augsburg; creativ coll. Verlag, Freiburg; Photodisc, Seattle; Corel Stock, Ottawa; weitere siehe Bildnachweis S. 132
Satz: Sabine Seifert · Satz/Grafik/Lektorat
Druck und Verarbeitung: Westermann Druck Zwickau GmbH

ISBN 3-8304-2177-X 1 2 3 4 5

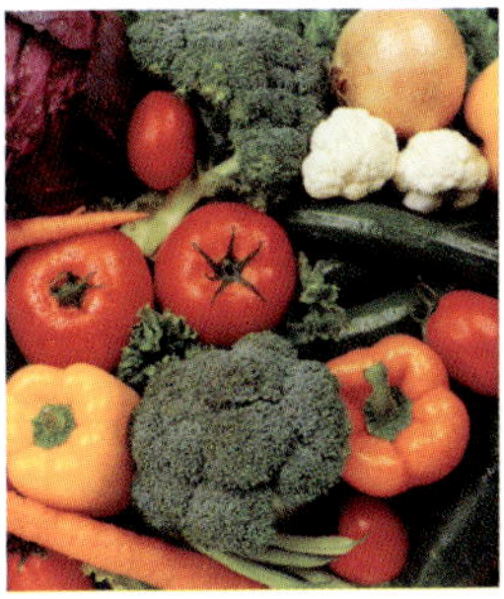

Übersäuerung und Mineralienhaushalt

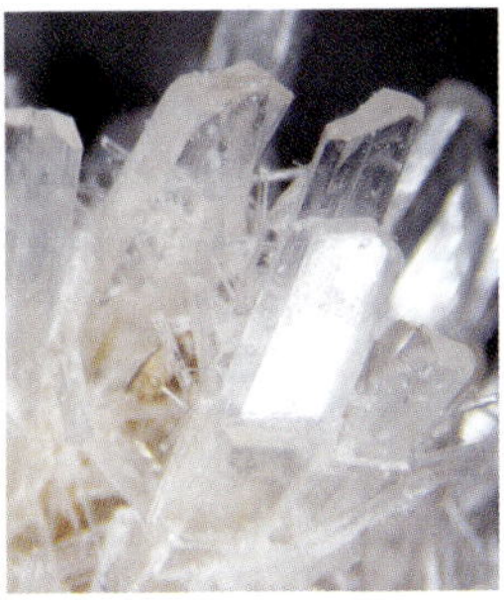

Mineralsalztherapie nach Dr. Schüßler

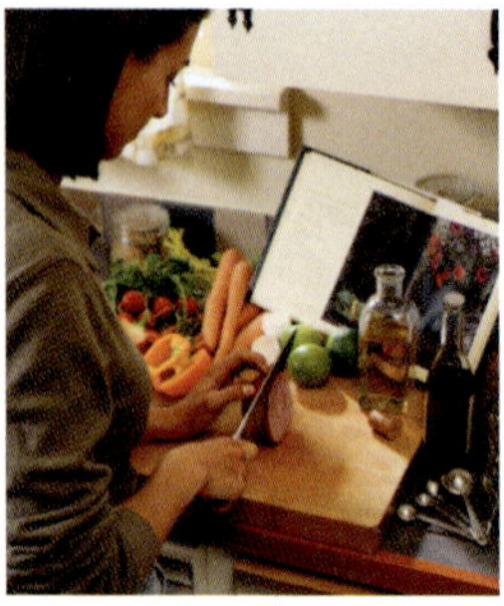

So funktioniert Basenfasten plus

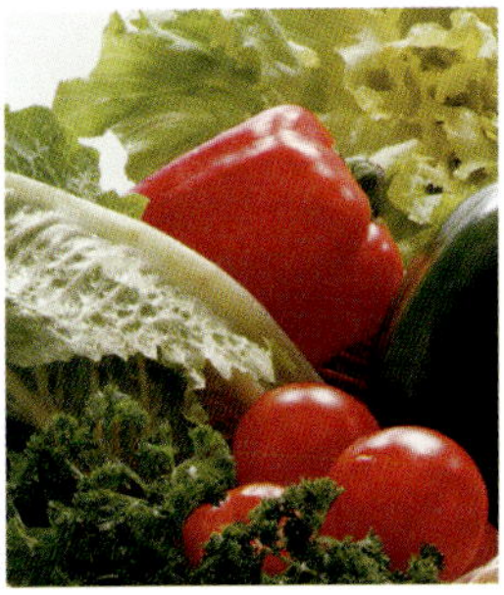

Rezepte für eine Entsäuerungswoche

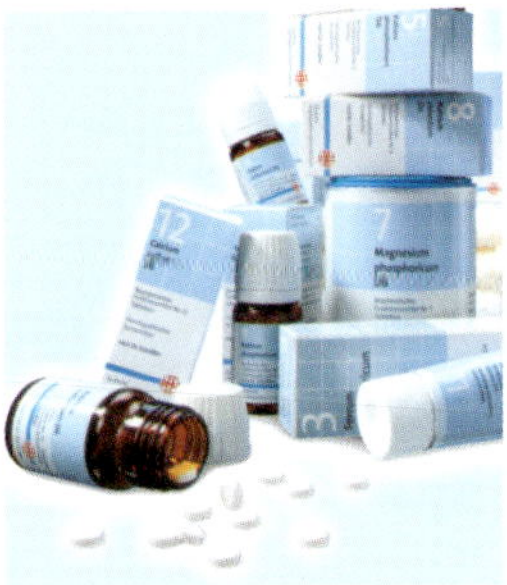

Schüßler-Salze für Ihre Basenfastenkur

Vorwort

Basenfasten plus – das ist die Antwort auf all die ängstlichen Fragen meiner Leser und Kursteilnehmer: „Bin ich denn während des Basenfastens ausreichend mit Vitaminen und Mineralien, vor allem mit Kalzium, versorgt?“ Ja – die Angst vor Unterversorgung in einer überversorgten Gesellschaft ist groß. Mit Recht, denn nicht jeder, der sich satt isst, ist auch gut mit Vitalstoffen versorgt.

Weniger ist oft mehr – und der Weg zur Gesundheit kann ganz einfach sein – wie wir mit Basenfasten gezeigt haben. Das Buch zeigt Ihnen, wie Sie mit geschicktem Weglassen mehr Qualität in Ihre Nahrungsmittel bringen.

Und wenn der Vitalstoffhaushalt wirklich am Boden ist? Dann bringen ihn die richtigen Schüßler-Salze zusammen mit Basenfasten wieder in Schwung.

Während meiner selbstgewählten Schreibfreizeit zwischen duftendem Jasmin und italienischer Nachtigall auf meiner Lieblingsinsel Elba, wurde ein Großteil dieses Buches fertig gestellt. Dank der lockeren Atmosphäre im Segelclub Elba konnte ich die leider nicht so basische Mittelmeerkost gut wegstecken. Es verleitet mich schon immer zu einem Schmunzeln, wenn in Deutschland die gesunde Mittelmeerkost so hoch gepriesen wird. Ich jedenfalls hatte meine liebe Not damit, dem Kellner klar zu machen, dass ich gerne „verdure“ – Gemüse – hätte. Und Salat? Klar, den gab es schon: langweiligen Supermarktsalat mit noch grünen Tomaten. Dagegen sind meine basischen Salatrezepte richtige Leckerbissen. Ich wünsche Ihnen viel Spaß beim vitalstoffreichen Basenfasten.

Magazzini, Insel Elba, Juni 2004
Sabine Wacker

Basenfasten plus – die Power-Kur für Ihre Gesundheit

INFO

Basenfasten: entsäuert den Körper – entlastet den Organismus – entschlackt das Bindegewebe

Gehören Sie auch zu den Menschen, die in der Pause eben mal schnell einen Kaffee trinken, viel zu viel Pasta essen und sich gerne mit was Süßem belohnen? Nicht nur die Hose fängt irgendwann an zu kneifen, auch der Stoffwechsel rächt sich und reagiert sauer. Denn: Vom Blickpunkt des Säure-Basenhaushaltes aus gesehen sind all diese leckeren Sachen Säurebildner. Und wenn Sie tagein tagaus zu viele Säurebildner auf Ihrem Speiseplan haben, dann entsteht ein Säureüberschuss im Körper. Und früher oder später bremsen Müdigkeit und Antriebslosigkeit, Kopfschmerzen, Allergien, Hormonstörungen, Rheuma, Darmerkrankungen, Infektanfälligkeit, schlechte Verdauung oder unreine Haut Ihre Lebensfreude. Spätestens dann wird es Zeit, die Säuren wieder loszuwerden – Entsäuerung ist angesagt. Mit Basenfasten wird Entsäuerung zum Gesundheitserlebnis. Aber was ist eigentlich Basenfasten?

Basenfasten ist eine seit Jahren in unserer Praxis und inzwischen auch in anderen Praxen mit Erfolg erprobte Methode zur langfristigen Entsäuerung. Basenfasten – das ist der freiwillige Verzicht auf alle Säurebildner in der Nahrung für einen begrenzten Zeitraum – ein, zwei oder auch drei Wochen.

INFO

Wer sich heute „normal" ernährt, der ernährt sich überwiegend von Säurebildnern!

Hinter Basenfasten steckt der Gedanke, dass ein Großteil der modernen Lebensmittel im Körper zu Säuren umgebaut werden – folglich Säurebildner sind. Wenn Sie sich über einen längeren Zeitraum „normal" ernähren, dann kommt es dadurch zu einem Überangebot an Säuren im Körper. Der Körper kann aber nur eine begrenzte Menge an Säuren über Nieren, Leber, Darm, Lunge und Haut ausscheiden. Überschüssige Säuren bleiben im Körper und behindern den Stoffwechsel und vor allem das Bindegewebe bei seiner täglichen Arbeit. Leichte oder schwere Funktionsstörungen bis hin zu Schmerzen sind Folgen solcher Säurerückstände. Zudem rauben Säurebildner wichtige Mineralien, die der Körper benötigt, um gesund und vital zu bleiben.

Woher eigentlich kommt denn nun dieses Überangebot an Säuren in unserer Ernährung? Schauen Sie sich einmal die folgende Aufstellung der wichtigsten Säurebildner an und machen Sie Inventur in Ihrer Küche. Sind da nicht mindestens 80% Säurebildner? Wenn Sie ehrlich zu sich sind, dann sagen Sie jetzt ja. Es sei denn, Sie haben schon einmal Basenfasten nach einem unserer ersten drei Bücher gemacht und ihre Küche schon ein wenig entsäuert.

Gut zu wissen

Säurebildende Nahrungsmittel sind

- Alle Fleisch-, Geflügel- und Wurstwaren
- Fleischbrühen
- Fisch
- Milch (außer Rohmilch)
- Milchprodukte, alle Käsesorten

Getränke:
- Kaffee
- Schwarztee
- Früchtetee
- Softdrinks, Cola, Limonaden
- Alkohol

Alle Getreidesorten:
- Vollkorngetreide, Weißmehlprodukte – auch Nudeln, Pizza

Einige pflanzliche Lebensmittel:
- Zucker, insbesondere weißer Zucker
- alle Süßigkeiten, Eiscreme, Kuchen
- Honig
- Hülsenfrüchte (getrocknete)
- Spargel, Artischocken, Rosenkohl
- Alle Nüsse außer Mandeln, frische Walnusse

Wer sich so ernährt, für den gibt es einen Nachteil, den jeder sehen kann: Säurebildner machen dick! Das ist nicht nur ein ästhetisches Problem: Übersäuerung macht krank. Allergien, Rheuma, Herz-Kreislauf-Erkrankungen und vieles mehr sind die Folge.

INFO

Auch das macht „sauer“:
- *Bewegungsmangel*
- *ungünstiger Lebensrhythmus*
- *Genussgifte*
- *Stress*

Natürlich gibt es für Gesundheitsprobleme stets mehr als eine Ursache. So sind auch Bewegungsmangel, ungünstiger Lebensrhythmus, Genussgifte und Stress wichtige Faktoren bei der Entstehung von Krankheiten. Daher besteht mein Anliegen nicht nur darin, dass Sie ihre Ernährung langfristig „basischer" gestalten und damit gesünder und vitaler werden: Auch bezüglich Ihrer Lebensweise sollte ein Umdenken stattfinden.

Gut zu wissen

Entsäuern Sie ihr Leben

Neben einer langfristigen Ernährungsumstellung mit vielen Basenbildnern ist eine Umstellung der Lebensweise (mehr Bewegung, weniger Stress, Verzicht bzw. Einschränkung von Zigaretten, Alkohol und Kaffee u.a. Genussgiften) die wichtigste Voraussetzung, um gesund zu bleiben oder um es zu werden.

Damit Ihr gesamter Organismus aufatmen kann, habe ich Ihnen in diesem Buch ein Basenfasten-Programm mit besonders vitamin- und mineralstoffreichen Rezepten zusammengestellt und es mit der bewährten Mineralsalz-Therapie nach Dr. Schüßler kombiniert. Durch die Schüßler-Salze wird Ihr Organismus angeregt, die mit der Nahrung aufgenommenen Mineralien noch besser zu verwerten – *die* Power-Kur, mit der Sie (wieder) schlank, fit und gesund werden!

Wie Basenfasten entstand

Basenfasten entstand aus dem klassischen Fasten – nach der Methode von Dr. Buchinger. Ich selbst bin Anhänger des Buchinger-Fastens und so begleiten mein Mann und ich seit vielen Jahren Fastengruppen. Doch immer wieder waren wir dabei enttäuscht darüber, dass die meisten Menschen es nicht schafften, ihre Ernährung nach einer Woche Fasten umzustellen. Aber genau darauf kommt es an! Wenn sie es nicht schaffen, Ihre Ernährung nach dem Fasten umzustellen, dann wird der Effekt einer einwöchigen Kur sehr fraglich. Dabei kommt es nicht darauf an, dass Sie „auf alles verzichten müssen, was das Leben lebenswert macht", wie ich immer wieder zu hören bekomme. Vielmehr kommt es darauf an, dass man einen roten Faden für gesunde und ausgewogene Ernährung hat, an dem man sich orientieren kann.

Die meisten Menschen stehen jedoch nach einer Woche Fasten ratlos da und fragen sich, was sie denn nun essen sollen, um den Gesundheits- und Gewichtseffekt zu erhalten. Natürlich haben sie in ihrem Kurs gehört, dass man sich hinterher gesünder ernähren soll, weniger Fleisch, weniger Süßigkeiten und so fort. Doch wie man das im Alltag praktisch umsetzt – dazu bedarf es Übung und praktischer Anleitung. Denn mir fiel ein Phänomen auf, das häufig beim Fasten vorkommt: Beim Fasten wird das Thema „Essen“ einfach aus dem Bewusstsein gestrichen, als würde man einen Schalter betätigen: Schalter aus – kein Essen, Schalter an – wieder essen. So ist Fasten für viele Menschen leicht – das Thema „Essen“ ist einfach ausgeblendet. Wenn nun nach einer Woche der Schalter wieder umgelegt wird, dann wird einem erst das Problem bewusst: „Was *esse* ich von nun an?“ Und mangels besserer Erfahrung ist man allzu schnell wieder bei den alten Gewohnheiten.

Deshalb haben wir eine Fastenart entwickelt, bei der das Thema „Essen“ *nicht* ausgeklammert wird. Eine Woche Basenfasten ist eine Erlebniswoche, in der Sie sich intensiv mit Essen beschäftigen. Sie lernen neue Obst- und Gemüsesorten kennen, Sie lernen Kombinationen und Zubereitungen kennen, die Ihnen bislang ohne Fleisch, Fisch, Sahne, Käse oder Wein nicht denkbar waren – und die schmecken auch noch lecker. Dadurch, dass während der Fastenwoche die „Umstellung“ schon beginnt, gleiten Sie nach der Woche sanft in den neuen Essensalltag.

INFO

Um den Fastenerfolg zu erhalten, kommt es darauf an, die Ernährungs- und Lebensweise auch nach der Fastenwoche umzustellen.

Gut zu wissen

Die Besonderheit des Basenfastens

Basenfasten ist eine Umdenkwoche – eine Auszeit, die unsere „normalen“ Essgewohnheiten in Frage stellt und Ideen für neue Essgewohnheiten liefert.

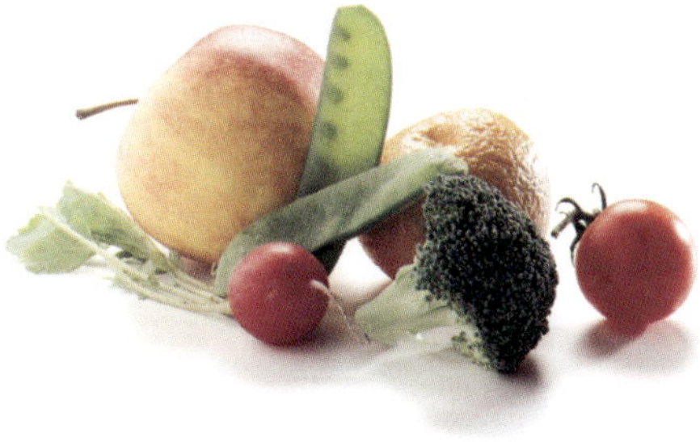

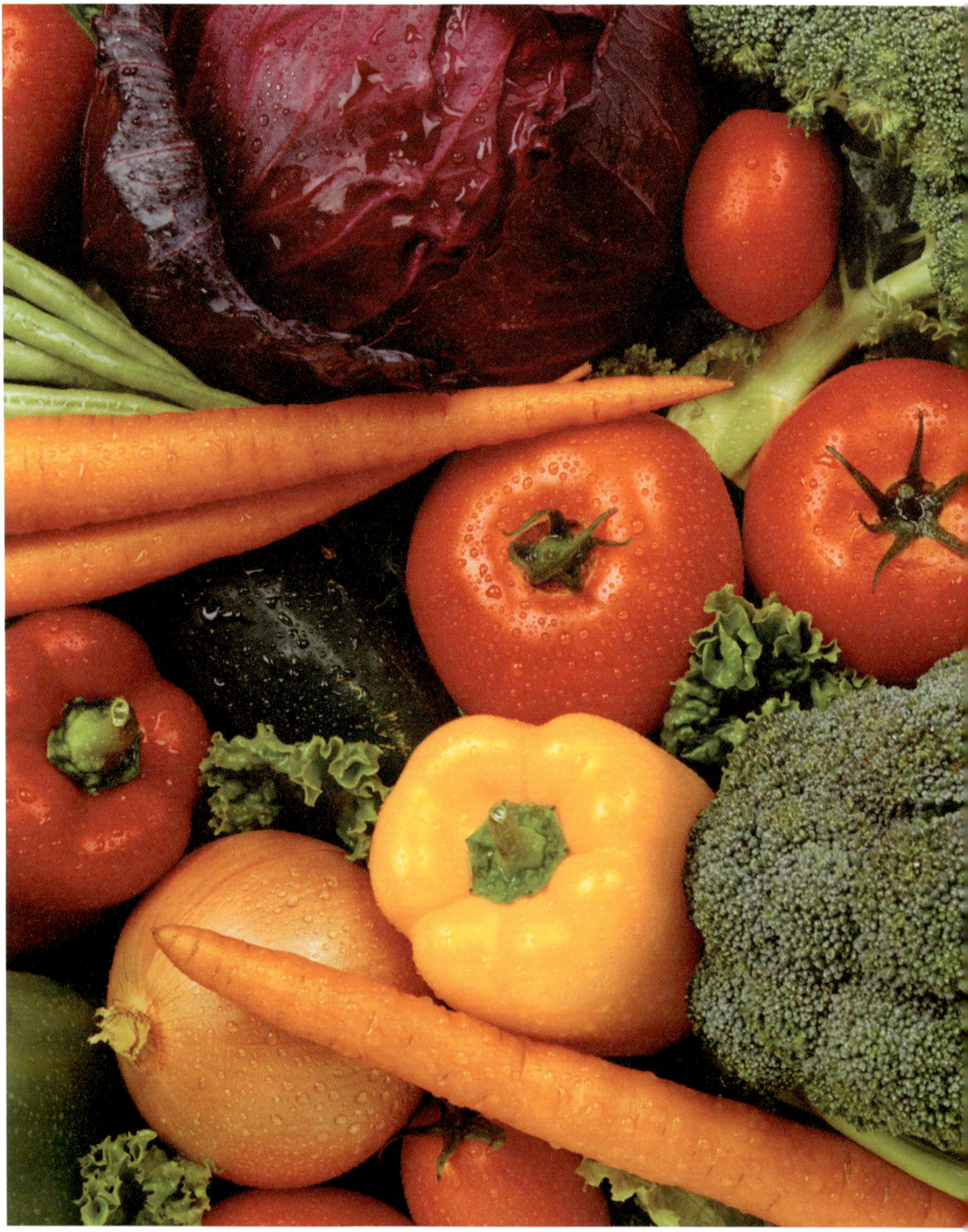

Übersäuerung und Mineralienhaushalt

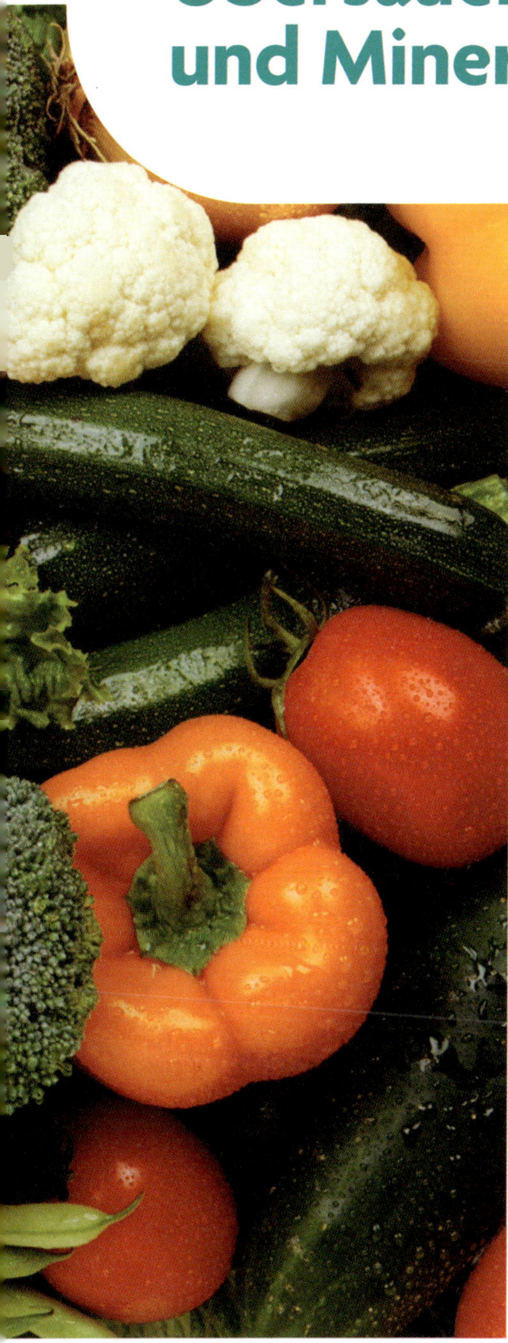

Übersäuerung macht schlapp und krank – das wissen Sie nun bereits. Aber wissen Sie auch, dass chronische Übersäuerung zu Mineralstoffmangel führt? Es ist tatsächlich wenig bekannt, dass Säurebildner in der Nahrung dem Körper wertvolle Mineralien entziehen und dadurch zu gesundheitlichen Störungen führen. Basische Kost dagegen versorgt Sie rundum mit Mineralien und anderen wichtigen Vitalstoffen – wenn sie frisch ist und schonend zubereitet wird.

Säurebildner entziehen dem Körper Mineralien

Dass ein ständiger Säureüberschuss in der Nahrung im Laufe der Jahre zu einem Mangel an Mineralien führen muss, ist, wenn man sich ein wenig in die biochemischen Grundlagen eindenkt, völlig logisch: Alles, was wir essen, wird, chemisch gesehen, zu Säuren oder zu Basen abgebaut. Es gibt schwache und starke Säuren bzw. Basen. Starke Säuren und starke Basen wirken ätzend und dürfen im Körper nicht frei vorkommen. Deshalb werden Sie im Körper unschädlich gemacht, indem Säuren an Basen gebunden werden, was zur Bildung von Salzen führt. Im Körper liegen Säuren und Basen deshalb immer als Salze vor. Die für die Eiweißverdauung im Magen wichtige Salzsäure liegt beispielsweise als neutrales Salz bereit und erst mit Beginn der Verdauung wird die Säure freigegeben.

An Basen gebundene Säuren haben im Körper auch wichtige Pufferfunktionen: So gibt es im Blut mehrere so genannte Puffer, u. a. den Bikarbonatpuffer und den Phosphatpuffer, deren Aufgabe es ist, den Säuregrad des Blutes stets konstant zu halten.

Prinzipiell – d. h. in kleinen Mengen – ist die Zufuhr von Säuren aus der Nahrung kein Problem für den Organismus: Er kann vieles ausgleichen und auch Säuren werden bis zu einem gewissen Grad im Stoffwechsel benötigt. Wenn die Zufuhr von Säuren und Basen aus der Nahrung in einem gesunden Verhältnis stehen, dann kann der Körper einen ausgeglichenen Säure-Basen-Haushalt aufbauen bzw. erhalten.

Gut zu wissen

Ideal für den Säure-Basen-Haushalt

- 80 % der Nahrung sollte basenbildend sein
- 20 % der Nahrung sollte säurebildend sein

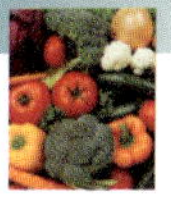

Die Natur verfügt nun über ein ausgeklügeltes System: Wenn Sie dem Organismus beispielsweise mit dem Rohrzucker saure Kohlenhydrate liefert, mindern die basischen Mineralstoffe in der Hülle des Zuckerrohrs die Säurewirkung der Kohlenhydrate. Das ist ein Ausgleich. Ist aber die basische Hülle entfernt, wie beim weißen Zucker, werden die zum Ausgleich nötigen basischen Mineralien dem Körper entzogen. Das Prinzip ist dasselbe wie bei der Magensäure: Zu viel zugeführte Säuren werden vom Organismus unschädlich gemacht, indem sie an so genannte Basen gebunden werden.

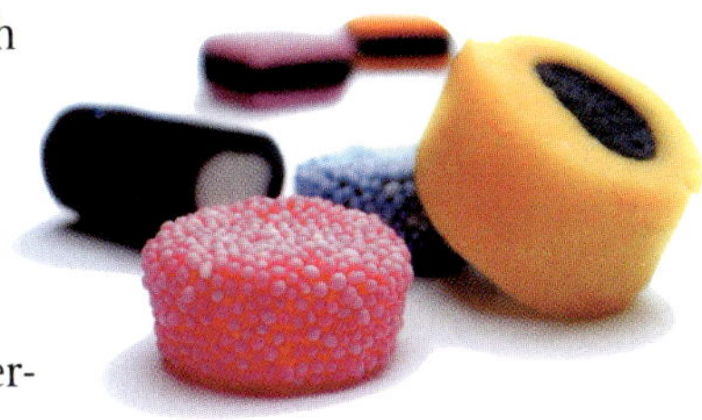

Achtung: Süßigkeiten sind Säurebildner!

Dasselbe geschieht natürlich mit allen Säurebildner: Wenn Sie ständig Fleisch, Wurst, Käse, Süßigkeiten, Kaffee und/oder Softdrinks zu sich nehmen, dann verbrauchen Sie eine Menge „Pufferbasen" – mit anderen Worten Mineralstoffe. Und woher nimmt der Körper die Basen? Aus seinen Depots. Die Basendepots des Körpers sind die Knochen und die Bauchspeicheldrüse.

Gut zu wissen

Die Basendepots des Körpers

- Die Knochen enthalten einen Großteil des körpereigenen Calciumphosphats,
- die Bauchspeicheldrüse produziert große Mengen an Bikarbonat

Und hier liegt das Problem. Diese Basendepots sind von der Natur nicht dafür gedacht, unsere Säuresünden auszugleichen. Sie haben andere wichtige Funktionen im Organismus zu erfüllen. Lediglich in Notsituationen werden Phosphate und Carbonate als Blutpuffer herangezogen.

INFO

Wer sich ständig säureüberschüssig ernährt, schafft sich damit selbst eine Notsituation im Stoffwechsel.

Das Calciumphosphat in den Knochen ist eine der wichtigsten Stützsubstanzen und verantwortlich für die Härte des Knochens. Die Bikarbonate der Bauchspeicheldrüse machen den Bauchspeichel

INFO

Säurebildner in der Nahrung entziehen dem Körper wertvolle Mineralien

basisch, damit seine Enzyme ihre volle Wirkung entfalten können. Werden aber die Basen zum Abfangen von Säuren gebraucht, dann leiden diese Körperfunktionen darunter. Die langfristigen Folgen: Entkalkung der Knochen (Osteoporose) und Verdauungsstörungen.

Osteoporose und Verdauungsstörungen – ein Problem der Übersäuerung? Ja, so ist es. Und: Übersäuerung führt offensichtlich zu einem ernährungsbedingten Defizit an Vitalstoffen. Dagegen ist ein Kraut gewachsen: Basenfasten und eine Ernährungsumstellung nach dem Basenfasten.

Basenfasten stoppt den Mineralienverschleiß

Basenfasten – eine ausschließlich basenbildende Ernährungsweise für einen bestimmten Zeitraum – ist nun die einfachste und auch preiswerteste Methode, um dem Mineralstoffdefizit schnell und wirkungsvoll entgegenzutreten. Vom ersten Tag an wird die Plünderung der körpereigenen Basendepots gestoppt – und das ist einer der Gründe, warum Basenfasten so effektiv ist. Und: Es macht mit dem Irrglauben Schluss, dass jemand, der sich eine Zeit lang nur von Obst und Gemüse ernährt, einen Nährstoffmangel erleiden muss.

INFO

Basenbildner versorgen den Körper mit wertvollen Vitaminen, Mineralien und sekundären Pflanzenstoffen.

Ein ganz bedeutender Vorteil des Basenfastens ist nun, dass Sie während einer Basenfastenwoche rundum mit Vitaminen, Mineralien und anderen Vitalstoffen versorgt sind – vorausgesetzt, Sie halten sich an die Wacker-Basenfastenregeln. Denn: pflanzliche Ernährung enthält jede Menge Vitalstoffe.

Natürlich gibt es da einiges zu beachten. Wenn Sie beispielsweise eine Woche lang nur Kartoffeln und sonst nichts essen, dann haben Sie zwar 100 % basisch gegessen, sich dabei aber sehr einseitig ernährt und sich deshalb nicht mir allen lebenswichtigen Nährstoffen versorgt. Wenn Sie die Basenfastenwoche dagegen abwechslungsreich gestalten und viele frische Kräuter und Sprossen verwenden, dann sind Sie optimal mit Vitalstoffen versorgt.

Gut zu wissen

Was sind Vitalstoffe?

Vitalstoffe sind all die lebenswichtigen Stoffe (=Mineralien, Vitamine, Spurenelemente), die unser Stoffwechsel benötigt, um seine Aufgaben zu erfüllen: Ernährung, Speicherung, Stoffumbau, Hormonhaushalt, Entgiftung usw.

Zur Ernährung benötigen wir natürlich nicht nur Vitalstoffe. Die wichtigen Bausteine der Ernährung sind bekanntermaßen Kohlenhydrate, Fette und Eiweiße. Dass man Kohlenhydrate und Fette meist eher zu viel als zu wenig zu sich nimmt, das wissen die Menschen und sind froh, wenn sie während einer Basenfastenwoche ein wenig „abspecken“ können.

Da Basenfasten aber völlig frei von tierischen Produkten und damit auch von tierischem Eiweiß ist, plagen sich viele Menschen mit der Frage, woher sie denn ihr tägliches Eiweiß bekommen, wenn sie basenfasten. Die Antwort darauf ist ganz einfach: Eiweißmangel ist nicht wirklich ein Problem der westlichen Welt. Das Zuviel ist ein Problem. Die Praxis sieht ja so aus, dass Eiweiß und auch Fett in zu hohem Maße verzehrt werden: Im Schnitt die doppelte Menge des Tagesbedarfs! Bevor Sie in eine Eiweißmangelsituation kommen, müssen Sie sich wirklich sehr lange Zeit einseitig ernähren. Und in pflanzlicher Kost, vor allem in Sprossen und Nüssen, finden Sie ausreichende Mengen an Eiweiß.

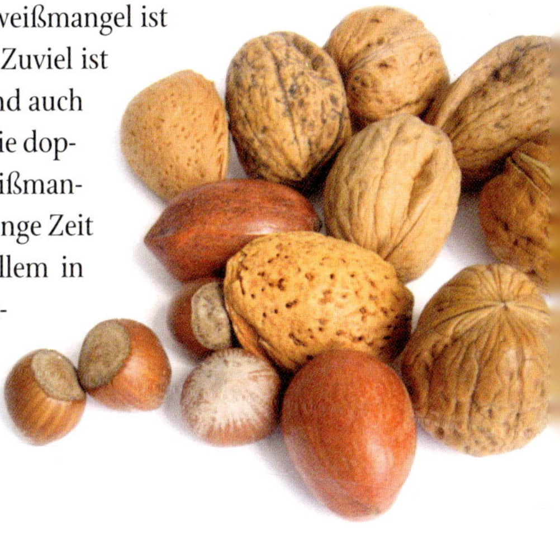

Auch Nüsse enthalten viel Eiweiß.

Wissenswertes über Mineralien und andere Vitalstoffe

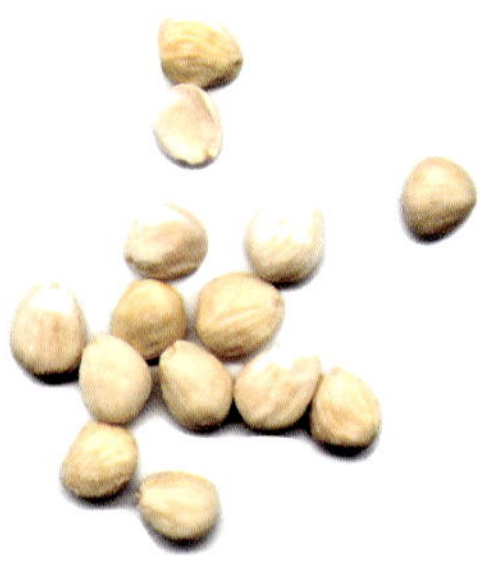

Mandeln enthalten viel Kalzium.

Die Angst vor einer Unterversorgung mit Vitaminen und Mineralien scheint um sich zu greifen: In jedem Basenfastenkurs werde ich von Teilnehmern gefragt, ob sie denn durch die rein obst- und gemüsehaltige Kost zu wenig Vitalstoffe bekommen. Vor allem die Angst vor einem Kalziummangel ist groß. Nahezu jeder Mensch ist davon überzeugt, dass Kalzium vor allem in Milchprodukten enthalten ist und vor Osteoporose schützt. Die seit Jahren massiv betriebenen Werbekampagnen zeigen Wirkung. Der Glaube, nur Milchprodukte lieferten das wichtige Kalzium, ist in vielen Menschen so tief eingeprägt, dass sie sich durch nichts überzeugen lassen wollen. Deshalb: Schauen Sie sich einmal die Tabelle auf Seite 24 (aus: Deutsche Gesellschaft für Ernährung – s. Literatur) an, dann finden Sie schnell heraus, dass Gemüse, Samen und vor allem Kräuter sehr viel Kalzium und nebenbei auch andere Mineralstoffe und Vitamine enthalten.

Interessanterweise führen viele offizielle Tabellen bei der Frage nach Kalzium in erster Linie Milchprodukte auf und nennen Sesam, Mandeln und andere Kalziumgeber erst gar nicht. Nun, wie sehen denn die Statistiken aus? Der Milchproduktverzehr ist in den vergangenen Jahren gestiegen – die Zahl der Osteoporosepatienten aber auch! Und nicht nur Frauen, auch Männer erkranken zunehmend daran. Dazu kommt, dass Frauen in afrikanischen Ländern, die keinerlei Milchprodukte zu sich nehmen, keine Osteoporose kennen. Übrigens auch keine Hormonersatztherapie. Dafür sind sie viel in der frischen Luft und an der Sonne und essen ein Vielfaches mehr an Ballaststoffen, als wir das tun. Ist hier nicht Umdenken angesagt? Ist Milch wirklich die alleinige Rettung vor Osteoporose? Das Thema wird zur Zeit heiß diskutiert.

INFO

Im Basometer plus auf Seite 80 finden Sie alle Lebensmittel, die besonders reich an Kalzium und anderen Mineralien sind.

Ein ganz anderer Denkansatz liefert die Betrachtung, dass es nicht nur auf den reinen Kalziumgehalt eines Nahrungsmittels ankommt, sondern vor allem darauf, in welcher Bindungsform das Kalzium in dem Lebensmittel vorliegt. Denn davon hängt es ab, wie gut der Körper das Kalzium aufnehmen kann. Und das gilt natürlich auch für alle anderen Vitalstoffe. Bekannt ist diese Tatsache längst bei Eisen. Eisen wird, vor allem in Tablettenform, nur schlecht von der Darmschleimhaut aufgenommen und führt meist zu unangenehmen Nebenwirkungen wie Bauchschmerzen und Verstopfung.

INFO

In natürlich gebundener Form, wie dies in pflanzlichen Lebensmitteln der Fall ist, ist die Aufnahme von Kalzium besser.

Vitamine

Vitamine sind lebenswichtige organische Verbindungen, die der menschliche Körper für viele Stoffwechselvorgänge benötigt, aber selbst nur in unzureichender Menge produzieren kann. Deshalb sind wir auf die Zufuhr von Vitaminen durch die tägliche Ernährung angewiesen.

Die 13 lebenswichtigen Vitamine werden unterteilt in wasserlösliche und fettlösliche Vitamine. Vitaminmangelerkrankungen sind in den Industrieländern eine Seltenheit geworden. Ungesunde Lebensweise und bestimmte Krankheiten können allerdings den Vitaminbedarf erhöhen. So erhöht sich bei starken Rauchern der Vitamin-C-Bedarf um ein Vielfaches.

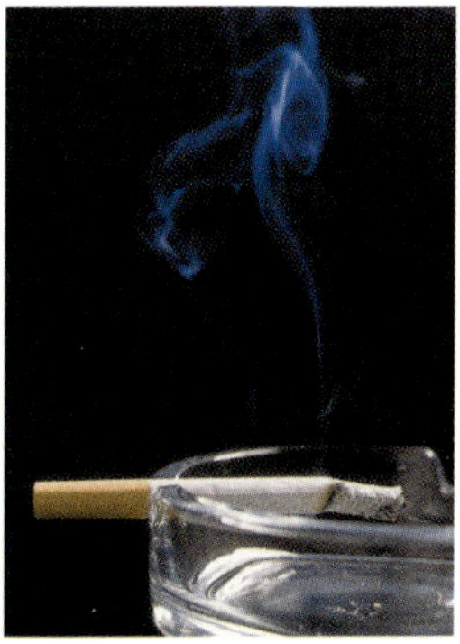

Zigaretten sind Vitalstoffräuber!

• Antioxidanzien machen freie Radikale unschädlich

Vitamin C und E sind so genannte Antioxidanzien, Stoffe also, die den Oxidationsprozessen im Körper entgegenwirken und die zellzerstörenden freien Radikale unschädlich machen.

Gut zu wissen

Was sind freie Radikale?

Unter bestimmten Umständen kommt es im Stoffwechsel zur Bildung unvollständiger Moleküle, die sehr instabil sind und so genannten „oxidativen Stress“ produzieren, d. h. sie reagieren im Körper mit anderen Stoffwechselprodukten, attackieren schützende Zellmembranen sowie lebensnotwendige Proteine und schädigen das Erbgut. Im Laufe des Lebens summieren sich diese Defekte und verursachen z. B. Herz-Kreislauf-Erkrankungen, entzündliche Darmerkrankungen, Krebs und vorzeitige Alterung.

Ursachen für die Entstehung freier Radiale sind neben Zigaretten- und Alkoholkonsum Stress, Umweltgifte, auch aus der Nahrung, bestimmte Medikamente, Strahlen und übertriebenes Sonnenbaden.

Ein besonders hoher Bedarf an Antioxidanzien besteht z.B. bei Krebs und anderen Erkrankungen, die mit einer hohen körperlichen Oxidation einhergehen.

Gut zu wissen

Die wichtigsten Radikalenfänger

Antioxidativ wirken Vitamin C, E und beta-Carotin, die Mineralstoffe Selen, Zink und Mangan, Coenzym Q 10 und viele bioaktive Pflanzenstoffe.

• Folsäure

Die Folsäure hat wichtige Coenzymaufgaben bei der Zellneubildung und ist in Verbindung mit Vitamin B_{12} für die Bildung und Reifung der roten Blutkörperchen erforderlich. Durch Zerkleinern von Lebensmittel wird die in pflanzlicher Kost reichlich vorhandene Folsäure schnell zerstört, denn sie ist sehr instabil.

Gut zu wissen

Wo ist viel Folsäure drin?

In allen Kohlarten, auch in Brokkoli, Sellerie, Rote Beete, Lauch, Spinat, grüne frische Erbsen, grüne Bohnen, Kirschen. In 100g Grünkohl finden sich 94% der empfohlenen Tagesmenge an Folsäure.

Mineralstoffe

Mineralstoffe sind chemische Verbindungen, so genannte Salze, die wir in allen Organen, Geweben, Körperflüssigkeiten, in der Haut, im Bindegewebe, in den Knochen und im Nervengewebe finden. Für eine optimale Funktion dieser Strukturen spielt das Vorhandensein einer ausreichenden Menge an Mineralien eine entscheidende Rolle.

Mineralsalze sind Ausgangsstoffe für alle Stoffwechselfunktionen und sie werden täglich für die Arbeit des Stoffwechsels in mehr oder weniger großer Menge verbraucht. Deshalb müssen wir sie täglich über die Nahrung zuführen.

Man unterteilt die Mineralstoffe in Mengenelemente (Natrium, Kalium, Kalzium, Magnesium, Phosphor, Chlor, Schwefel) und Spurenelemente (Eisen, Zink, Mangan, Selen, Silizium, Kupfer, Jod, Fluor, Molybdän, Chrom, Nickel, Kobalt, Vanadium).

Gut zu wissen

Mineralstoffbedarf pro Tag

Mengenelemente: >50 mg/kg Körpergewicht
Spurenelemente: <50 mg/kg Körpergewicht

Mengenelemente

Natrium

Natrium spielt eine wichtige Rolle im Säure-Basenhaushalt. Es findet sich überwiegend außerhalb der Zellen in der Zwischenzellflüssigkeit und reguliert zusammen mit Kalium die Druckverhältnisse in den Zellen. Natrium wird überwiegend in Form von Kochsalz (Natriumchlorat) aufgenommen, weshalb ein Natriummangel selten vorkommt. Sie sollten sogar eher darauf achten, nicht zu viel Natrium zu sich zu nehmen, denn die meisten Speisen, vor allem in Restaurants, sind zu salzig.

Zu hoher Natriumkonsum ist für Menschen mit Bluthochdruck nicht ungefährlich. Erwiesenermaßen kann eine natriumarme Diät den Blutdruck senken.

INFO

Die meisten basischen Lebensmittel sind natriumarm.

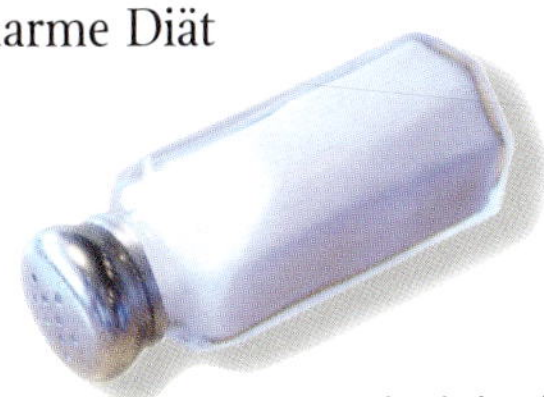

Kochsalz bindet Wasser im Körper und beeinflusst so den Säure-Basen-Haushalt.

Kalium

Kalium kommt vor allem im Zellinnern vor und reguliert zusammen mit Natrium die Druckverhältnisse in der Zelle. Es ist ebenfalls wichtig für den Säure-Basen-Haushalt und beeinflusst die Muskel- und Nervenerregung.

Gut zu wissen

Wo ist viel Kalium drin?

Bananen, Grünkohl, Brokkoli, Kartoffeln, Nüsse, Trockenobst, Spinat.

Kalzium

Kalzium ist das mit Abstand am häufigsten vorkommende Mineral im Körper: 1 kg haben wir im Körper, davon befinden sich 99 % in Knochen und Zähnen. Daneben wird Kalzium auch für die Blutgerinnung und andere Stoffwechselvorgänge benötigt. Erhöhter Bedarf besteht während des Wachstums sowie in der Schwangerschaft und Stillzeit.

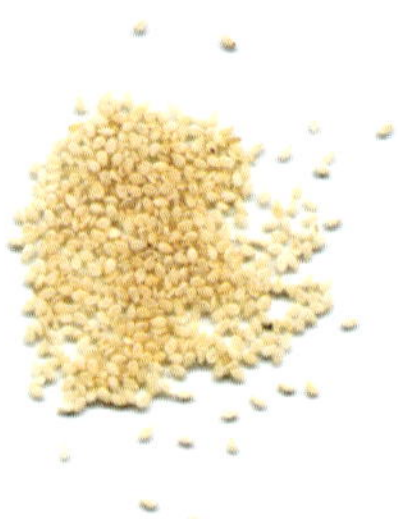

100 g Sesam enthalten 6-mal mehr Kalzium als 100 g Vollmilch!

Kalziumgehalt in einigen Lebensmitteln [jeweils 100 g]

Sesamsaat	783 mg
Brennnessel	713 mg
Mandeln	252 mg
Sojafleisch	250 mg
Gartenkresse	214 mg
Grünkohl	212 mg
getrocknete Feigen	190 mg
Petersilie	179 mg
Brunnenkresse	180 mg
Rukola	160 mg
Löwenzahn	137 mg
Schnittlauch	129 mg
Kichererbsen	124 mg
Kuhmilch	120 mg

Ein zu hoher Eiweißanteil in der Nahrung führt zu Kalziumverlusten, weshalb die so hoch gelobte Kalziumquelle Milch (tierisches Eiweiß) fragwürdig ist. Auch einige Medikamente, z. B. Abführmittel, Mittel gegen Magenübersäuerung, verschlechtern die Kalziumaufnahme. Vitamin D jedoch kann die Kalziumaufnahme verbessern.

Gut zu wissen

Wo ist viel Kalzium drin?

Sesam, Rukola, Brennnessel, Löwenzahn, Kresse, Mandeln. In den frischen Sprossen von Rukola und Kresse ist der Kalziumgehalt noch höher.

Magnesium

Magnesium ist neben Kalzium ein wichtiger Knochenbestandteil: Etwa 60 % des körpereigenen Magnesiums befindet sich in den Knochen. Außerdem ist es an vielen Enzymsystemen des Kohlenhydrat- und Proteinstoffwechsels beteiligt und wichtig für die Muskelkontraktion sowie für die Nervenreizbarkeit. Krämpfe und Gewichtsabnahme sind ein Hinweis auf Störungen des Magnesiumhaushaltes.

Gut zu wissen

Wo ist viel Magnesium drin?

Portulak, Kürbiskerne, Sesamsamen, Leinsamen, Weizenkeimlinge, alle Sprossen, z. B. Sojasprossen.

Phosphor

85% des Phosphors im Körper befinden sich gebunden als Calciumphosphat in Knochen und Zähnen. Phosphor ist Bestandteil von Lecithin – eine für Nerven- und Gehirntätigkeit wichtige Substanz. Auch für die Muskelarbeit ist Phosphor wichtig.

Phosphor kommt in fast allen Lebensmitteln vor. Bei überwiegender Ernährung mit phosphatreichen Lebensmitteln wie Cola, Wurstwaren, Lebensmittelzusatzstoffen kann es zu Störungen des Kalziumstoffwechsels kommen.

Chlor

Dieses Element kommt im Körper zusammen mit Natrium vor. Es ist Bestandteil der Magensäure und damit wichtig für die Eiweißverdauung. Chlormangel kommt selten vor, da das meiste Chlor durch salzhaltige Speisen zugeführt wird und die meisten Menschen zu viel Salz verwenden. Auch hier ist eher auf eine eingeschränkte Chlorzufuhr – genauer auf eine eingeschränkte Kochsalzzufuhr zu achten.

Schwefel

Schwefel ist Bestandteil vieler Eiweiße, auch des Hormons Insulin. Schwefel ist beteiligt an der Bildung des Binde- und Stützgewebes und spielt eine wichtige Rolle bei der Entgiftung über die Leber.

Gut zu wissen

Wo ist viel Schwefel drin?

Kresse, Brokkoli, Meerrettich, Grünkohl und in frischer Petersilie.

• Spurenelemente

Wie der Name schon sagt, sind diese Stoffe nur in Spuren im Körper vorhanden und auch nur in Spuren notwendig. Extragaben von Spurenelementen können zur Überdosierung mit entsprechenden Gesundheitsschädigungen führen. Spurenelemente aus einer vitalstoffreichen Kost sind mengenmäßig gut abgestimmt und werden auf diese Weise nicht überdosiert.

Eisen

Der größte Teil der 4–5 g Eisen im Körper eines Menschen befindet sich im roten Blutfarbstoff und im Muskelfarbstoff. Eisen hat eine lebenswichtige Funktion beim Sauerstofftransport. Eisenmangel äußert sich in Müdigkeit und Antriebslosigkeit. Erhöhter Bedarf besteht bei Schwangerschaft, bei starken Blutungen, auch bei starken Regelblutungen, und bei schweren, auszehrenden Erkrankungen wie Krebs. Eisenmangel kann ein Hinweis auf eine innere Blutung sein. Auch chronisch entzündliche Darmerkrankungen gehen aufgrund einer Verwertungsstörung häufig mit Eisenmangel einher.

Wo ist viel Eisen drin?

Aprikosen, Brennnessel*, Brunnenkresse, Gartenkresse, getrocknete Pilze*, grüne Bohnen, Kichererbsen, Kürbis, Kürbiskerne*, Leinsamen, Petersilie** (25 g Petersilie decken den Tagesbedarf!), Pfifferlinge, Pfirsich, Sauerampfer, Sesam* (100g decken den Tagesbedarf), Sonnenblumenkerne, Steinpilze, Thymian*, Trüffel, Zuckerschoten
(* hoher Gehalt, ** sehr hoher Gehalt)

Gut zu wissen

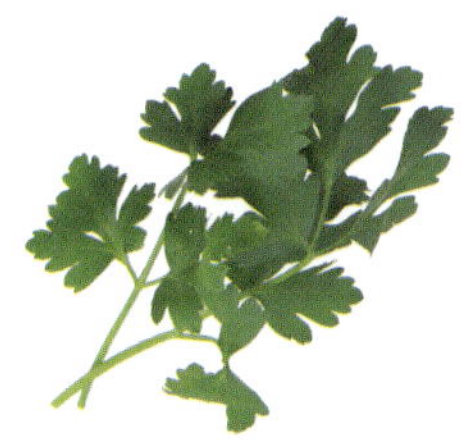

Petersilie enthält sehr viel Eisen.

Dass Sie Spinat auf dieser Liste nicht finden hat den einfachen Grund, dass Spinat unter den pflanzlichen Lebensmitteln längst nicht den höchsten Eisengehalt aufweist. Alle hier genannten Lebensmittel enthalten mehr Eisen als Spinat. Auch der dem Spinat verwandte Mangold enthält nicht so viel Eisen. Dazu kommt, dass die im Spinat enthaltenen Oxalsäuresalze die Aufnahme des Eisens behindern.

Sie sehen, pflanzliche Kost ist sehr eisenhaltig – es geht also auch ohne Fleisch. Übrigens: Pilze aus Konserven enthalten deutlich weniger Eisen.

INFO

Vitamin C verbessert die Eisenaufnahme.

Zink

Zink – 2 g finden sich im Körper – ist ein wichtiger Bestandteil in über 200 Enzymsystemen, vor allem in solchen, die das Immunsystem beeinflussen. Zink ist aber auch wichtig für die Insulinspeicherung, für den Eiweißstoffwechsel und fördert die Wundheilung. Es wirkt stoffwechselanregend und immunstärkend, was viele Menschen zu ständiger Einnahme von Zinkpräparaten verleitet. Interessanterweise wird durch Überdosierung von Zink das Immunsystem geschädigt – weshalb man die Notwendigkeit einer Zinkeinnahme mit seinem Therapeuten besprechen sollte.

Wo ist viel Zink drin?

Kürbiskerne, Mohnsamen, Sesamsamen.

Gut zu wissen

INFO

Wer sich zu phosphatreich ernährt, vermindert dadurch die Aufnahmefähigkeit für Mangan.

Mangan

Als Bestandteil vieler Enzyme beeinflusst Mangan die Knorpelbildung und den Fett- und Eiweißstoffwechsel. Es unterstützt die körpereigene Entgiftung und stärkt das Immunsystem. Man vermutet, dass es den Cholesterinspiegel positiv beeinflusst.

Gut zu wissen

Wo ist viel Mangan drin?

Sesamsamen, Pfifferlinge, Petersilie, Dill, Mandeln, Mohnsamen, Rote Beete, Brombeeren, Heidelbeeren, Kopfsalat, Spinat.

Selen

Selen ist Bestandteil vieler Enzyme, die zu einem großen Teil antioxidativ wirken. Diese Zellschutzwirkung von Selen ist seit Jahrzehnten bekannt, was Selen als Medikament zu einem wichtigen Bestandteil der Tumorbegleittherapie gemacht hat.

Selen wirkt, wie alle Spurenelemente, giftig, weshalb Seleneinnahmen stets mit dem Arzt oder Heilpraktiker abgesprochen werden sollte. Selenmangel an sich ist selten – eine erhöhte Zufuhr ist gegebenenfalls aus therapeutischen Gründen nötig.

Gut zu wissen

Wo ist viel Selen drin?

Weizensprossen, auch Weizengrassaft.

Silizium

Hält mit 1 g Gesamtmenge im Körper Haut, Bindegewebe und Blutgefäße elastisch, weshalb es auch in der Biochemie nach Dr. Schüßler als Schönheits- und Anti-Aging-Mittel eingesetzt wird. Es verbessert den Kalziumstoffwechsel und versorgt so Zähne und Knochen. Es verbessert auch die körpereigene Abwehr.

Gut zu wissen

Wo ist viel Silizium drin?

Getreidesprossen, Petersilie, Lauch, grüne Bohnen, Bananen; Schachtelhalm (als Tee)

Kupfer

Kupfer ist Bestandteil vieler Enzyme, die an Immunreaktionen und antioxidativen Prozessen beteiligt sind. Kupfer unterstützt den Eisenstoffwechsel und die Bildung roter Blutkörperchen. Die meisten eisenhaltigen Lebensmittel enthalten auch Kupfer.

Wo ist viel Kupfer drin?

Gut zu wissen

Sesamsamen, Sonnenblumenkerne, Zuckererbsen, Kichererbsen, Schwarzwurzel, Zitronen, die meisten Pilzsorten.

Jod

Der größte Jodanteil findet sich bekanntermaßen in der Schilddrüse, in den Schilddrüsenhormonen. Hier wird vor allem der Grundumsatz, aber auch das Zellwachstum und die Zellteilung reguliert. Jodmangel kann zur Kropfbildung führen, weshalb man gerne zum Gebrauch von jodiertem Speisesalz rät.

Wo ist viel Jod drin?

Gut zu wissen

Brokkoli, Feldsalat, Trüffel und andere Pilze.

Fluor

Fast alles im Körper vorkommende Fluor befindet sich in Zähnen und Knochen. Fluor härtet die Knochen, schützt den Zahnschmelz, wirkt gegen Karies und hemmt das Wachstum der Mundbakterien. Diese Vorteile verleiten zu den Diskussionen um eine allgemeine Fluorierung des Trinkwassers. Fluor ist aber auch ein Gift, das chemisch gesehen, sehr aggressiv reagiert und sowohl Knochenaufbau als auch Nieren schädigen kann. Wie gesagt – Spurenelemente sind in größeren Mengen giftig! Eine zuckerarme Vollwertkost schützt ebenso vor Karies.

Wo ist viel Fluor drin?

Gut zu wissen

Feldsalat, frische Walnüsse, Blattspinat.

Molybdän

Molybdän aktiviert eine Reihe von Enzymen und kurbelt damit den Stoffwechsel an.

In basischer Kost ist der Molybdängehalt besonders hoch, wenn der Boden biologisch-dynamisch bearbeitet wurde.

Gut zu wissen

Wo ist viel Molybdän drin?

Weizenkeimlinge und andere Getreidekeimlinge, grüne Bohnen, frische Erbsen.

Chrom

INFO

Industriell gefertigte Kost ist besonders chromarm.

Chrom ist in die Schlagzeilen geraten, als bekannt wurde, dass es die Insulinwirkung verbessert und damit den Blutzucker günstig beeinflussen kann. Auch der Fettstoffwechsel wird durch Chrom verbessert.

Gut zu wissen

Wo ist viel Chrom drin?

Kartoffeln.

Nickel

Dieses Element ist in allen Organen in kleinsten Spuren zu finden. Es verstärkt die Wirkung zahlreicher Hormone, auch solcher, die den Blutdruck beeinflussen. Ein Nickelmangel ist bislang nicht bekannt.

Gut zu wissen

Wo ist viel Nickel drin?

Petersilie, einige Nüsse.

Kobalt

Kobalt ist ein zentraler Baustein von Vitamin B_{12}.

Gut zu wissen

Wo ist viel Kobalt drin?

Viele Kohlsorten: Weißkohl, Kohlrabi, Brokkoli, Rotkohl; Pfifferlinge, Kartoffeln, Spinat, Kopfsalat, Aprikosen, Birnen, Kirschen, frische Walnüsse

Vanadium

Auch Vanadium findet sich in vielen Enzymen und ist wichtig für Knochen und Zähne. Es kommt in allen Pflanzenölen vor, die reich an ungesättigten Fettsäuren sind.

Gut zu wissen

Wo ist viel Vanadium drin?

Olivenöl, Sonnenblumenöl, Rapsöl.

Ballaststoffe

Als Ballaststoffe bezeichnet man die Pflanzenbestadteile, die nicht verdaut werden können. Sie bestehen aus solchen Kohlenhydraten, die der Organismus nicht zerkleinern kann. Dazu gehören Zellulose, Pektin und Lignin. Sie können sehr viel Wasser an sich binden und vermehren dadurch das Stuhlvolumen. Bei ihrer Passage durch den Darm machen sie den Stuhl weicher, regen die Darmtätigkeit an, nehmen schädigende Substanzen, teilweise auch Cholesterin, huckepack und befördern sie nach draußen.

Zivilisationskost ist extrem ballaststoffarm. Weißmehl, Weißmehlprodukte und geschälter Reis enthalten sehr wenig Ballaststoffe, da diese sich meist in der Schale der Samen und Getreidekörner befinden. Generell kann man sagen, dass pflanzliche Kost, auch Vollkorngetreide, sehr ballaststoffreich ist.

Wie neuere Studien belegen, verbessern Ballaststoffe nicht nur die Verdauungsleistung, sondern schützen vor Krebs, vor allem vor Darmkrebs, erhöhten Cholesterinwerten und Herzinfarkt, und senken das Risiko, an Diabetes Typ 2 zu erkranken.

INFO

Alle Basenfastenrezepte enthalten sehr viele Ballaststoffe.

Gut zu wissen

Wo sind viele Ballaststoffe drin?

Mandeln, Erdmandeln (Chufas Nüssli), Sesamsamen, Sonnenblumenkerne, Kürbiskerne, Leinsamen, Flohsamen, Äpfel, Bananen, Birnen, getrocknete Aprikosen, Sultaninen, Blumenkohl, frische Erbsen, Kartoffeln, frische Keimlinge

Bioaktive Stoffe – sekundäre Pflanzenstoffe

Diese Gruppe von Nährstoffen wurde erst in den letzte Jahrzehnten vermehrt erforscht und ist – meines Erachtens – noch nicht vollständig erfasst. Schon in den 70er-Jahren habe ich in anthroposophischen Gartenbüchern von diesen Stoffen gelesen, allerdings wusste man damals noch nicht, welche Bedeutung für die Gesundheit diese Farbstoffe, Saponine und andere Inhaltsstoffe haben. Man vermutete damals nur, dass die Verwertung von Vitaminen und Mineralstoffen aus pflanzlicher Kost durch das Vorhandensein solcher „Nebenstoffe" verbessert wird.

Heute weiß man, dass diese Stoffe darüber hinaus ihre eigene Wirkung auf den menschlichen Stoffwechsel haben. Leider hat diese Erkenntnis nicht zu der Empfehlung geführt, einfach mehr Obst und Gemüse zu essen. Die Konsequenz ist vielmehr, dass der Markt inzwischen überschwemmt wird mit Nährstoffprodukten, die neben Vitaminen und Mineralstoffen nun auch mit sekundären Pflanzenstoffe angereichert sind und mit Texten wie diesem unter die Leute gebracht werden: „Sicher, eine gesunde Ernährung wäre das Idealste, aber mal ehrlich: Haben Sie die Zeit und das Geld, sich gesund zu ernähren?" Mich ärgern solche Verkaufsargumente. Ich meine, wir sind doch erwachsene Menschen und können uns in aller Freiheit dazu entscheiden, was wir essen. Und was bitte spricht dagegen, dass wir uns aus dem Riesenangebot an Nahrungsmitteln die vitalstoffhaltigen und gesunderhaltenden heraussuchen?

Was sind denn eigentlich bioaktive Stoffe? Sie sind auch bekannt als sekundäre Pflanzenstoffe. Der Name kommt daher, dass sie nicht für den Aufbau von Kohlenhydraten, Fetten und Eiweißen, also für den *primären* Stoffwechsel der Pflanze produziert werden, sondern für den *sekundären*: Sie schützen die Pflanze vor Insektenfraß, vor Bakterien und Pilzen, und mit ihren Farb- und Duftstoffen locken sie Bienen und Vögel an. Sie gehören vielen verschiedenen chemischen Gruppen an und kommen nur in geringen Mengen vor, die jedoch für die Wirkungen ausreichen. Man geht davon aus, dass es 60 000 bis 100 000 solcher Stoffe gibt – und nicht alle sind für den Menschen gesund. So gehört auch das giftige Solanin der Kartoffel dazu.

Viele dieser Substanzen wirken auch im menschlichen Organismus antibakteriell, antimykotisch (gegen Pilze), immunstimulierend und antioxidativ. In der unten stehenden Tabelle können Sie sich einen Überblick über die bislang erforschten bioaktiven Stoffe verschaffen und sehen, in welchen Pflanzen diese besonders häufig vorkommen.

Die wichtigsten sekundären Pflanzenstoffe im Überblick

Stoffgruppen	Besonders häufig in
Carotinoide	roten und gelben Obst- und Gemüsearten
• Beta-Carotin	Karotte, Spinat, Grünkohl, Aprikose, Kürbis
• Alpha-Carotin	Karotte, Kürbis
• Lykopin	Tomate, Guave, Wassermelone, rote Grapefruit
• Lutein	Grünkohl, Spinat
Phytosterine	Sesam, Sonnenblumenkerne, natives Sojaöl
Saponine	Kichererbse, Sojabohne, grüne Bohne
Polyphenole	
• Phenolsäuren	Grünkohl, Weizenvollkorn, Radieschen, Weißkohl, Kaffee
Ellagsäure	Walnuss, Pekannuss, Brombeere, Himbeere
• Flavonoide	gelbe, rote, blaue Obst- und Gemüsearten, Tee
Quercetin	gelbe Zwiebel, Grünkohl, Quitte, Apfel
Anthozyane	schwarze Johannisbeere, Kirsche, Heidelbeere, Brombeere
• Phytoöstrogene	tropische Hülsenfrüchte, Getreide
Genistein	Sojabohne, Miso, Tempeh, Tofu
Protease-Inhibitoren	Sojabohne, Weizen
Glukosinolate	Gartenkresse, Kohlrabi, Rosenkohl, Rotkohl, Brokkoli
Sulfide	Knoblauch, Zwiebel
Monoterpene	Orange, Weintraube, Aprikose, Kümmel

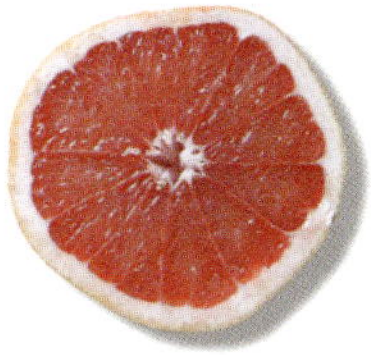

Rote Grapefruit enthält viel Lykopin.

Zahlreiche Studien belegen eindeutig, dass Menschen, die täglich viel pflanzliche Kost verzehren, seltener an Zivilisationskrankheiten erkranken.

Besonders die Glucosinolate sind in den vergangenen Monaten ins Rampenlicht gerückt. Diese schwefelhaltigen Verbindungen kommen vor allem in Kohlgemüsen wie Brokkoli vor, aber auch in Senf, Rettich, Radieschen, Meerrettich und Kresse – also in Basenbildnern. Sie wirken entgiftend und sollen das Risiko für Krebserkrankungen senken. Die entgiftende Wirkung schwefelhaltiger Verbindungen ist in der Naturheilkunde schon immer bekannt – werden doch Sulfur (= Schwefel) in der Homöopathie, Kaliumsulfat und Natriumsulfat als Schüßler-Salz zur Entgiftung eingesetzt (Sulfat ist ein schwefelhaltiges Salz). Bekannt ist auch schon länger, dass sich der Gehalt an Glucosinolaten in den frisch gekeimten Samen sehr erhöht. Deshalb: Brokkolisprossen, Rettichsprossen, Kresse zur Entgiftung!

Doch auch die Polyphenole stellen als Antioxidanzien (fangen freie Radikale) einen wichtigen Gesundheitsschutz dar. Viele Farbstoffe wie die Flavonoide (gelbe Farbstoffe) und die Anthocyane (blaue Farbstoffe – auch OPC genannt) gehören zu dieser Gruppe. Die Schutzwirkung der OPC gegen freie Radikale soll 20-mal höher sein als die des Vitamin C! OPC sind in allen Beeren, Früchten und Gemüsen enthalten, die rot, blau oder schwarz sind – auch in den roten Weintrauben, weshalb man dem Rotwein immer wieder eine Gesundheitswirkung zuschreibt. Es ist folglich nicht der Alkohol im Wein, sondern der Gehalt an blauen Farbstoffen, der den Rotwein zu einem Heilmittel macht – in geringen Mengen versteht sich. Heidelbeeren zum Frühstück erfüllen übrigens den selben Zweck – ohne die Gefahr der Alkoholwirkung.

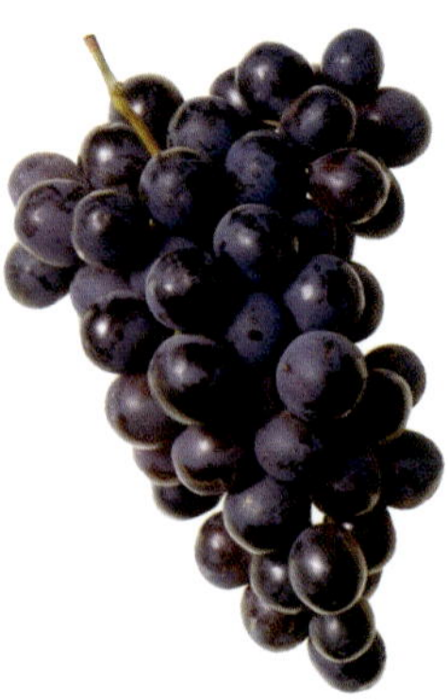

Die blauen Farbstoffe der Weintrauben schützen vor freien Radikalen.

Bioaktive Substanzen

		beugen Krebs vor	unterdrücken Bakterien, Viren und Pilze	verhindern schädliche Oxidationen	beugen Blutgerinnseln vor	stärken das Abwehrsystem	hemmen Entzündungen	regulieren den Blutdruck	senken den Cholesterinspiegel	normalisieren den Blutzuckerspiegel	fördern die Verdauung
Sekundäre Pflanzenstoffe	Carotinoide	●		●		●					
	Phytosterine	●							●		
	Saponine	●	●			●			●		
	Glukosinolate	●	●						●		
	Polyphenole	●	●	●	●	●	●	●		●	
	Protease-Inhibitoren	●		●						●	
	Terpene	●									
	Phytoöstrogene	●		●							
	Sulfide	●	●	●	●	●	●	●	●		●
	Phytinsäure	●		●		●			●	●	
Ballaststoffe		●				●			●	●	●
Substanzen in fermentierten Lebensmitteln		●	●			●			●		

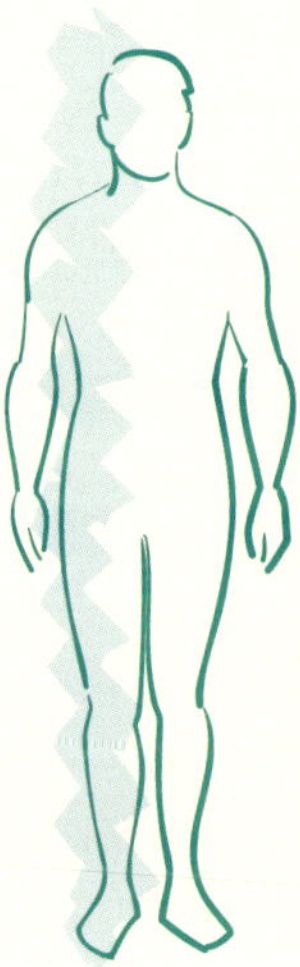

Wirkungen

- beugen Krebs vor
- unterdrücken Bakterien, Viren und Pilze
- verhindern schädliche Oxidationen
- beugen Blutgerinnseln vor
- stärken das Abwehrsystem
- hemmen Entzündungen
- regulieren den Blutdruck
- senken den Cholesterinspiegel
- normalisieren den Blutzuckerspiegel
- fördern die Verdauung

So wirken bioaktive Substanzen.

Vitalstoffe – alle drin beim Basenfasten!

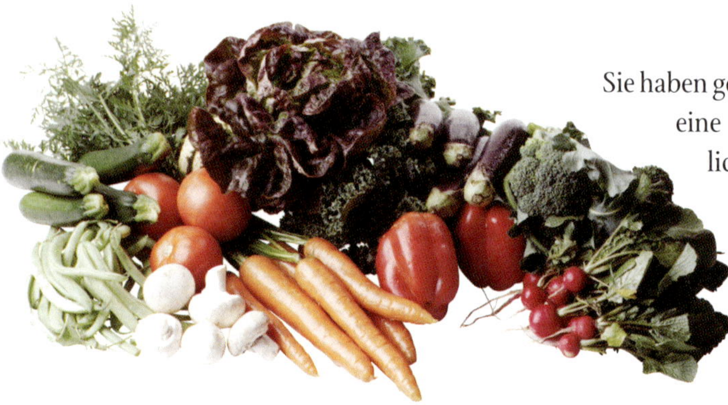

Besonders vitalstoffreich ist Gemüse aus biologisch-dynamischem Anbau.

Sie haben gesehen, pflanzliche Kost enthält eine Menge Vitalstoffe und eigentlich alles, was der Organismus zur Gesundheit benötigt. Leider enthält die heutige „normale“ Kost wenig frisches Obst und Gemüse und ein Weißmehlbrötchen mit Käse oder Schinken ist nun einmal nicht so vitalstoffreich wie ein frischer Salat mit Sprossen. Wenn Sie sich nun ständig von Säurebildnern ernähren, dann sind Sie vielleicht überernährt und übergewichtig, haben aber trotzdem einen Mangel an Vitalstoffen. Ich nenne das: Vor vollen Tellern verhungern.

INFO

Die Raffinade ist ein chemischer Prozess, bei der unter anderen auch Schwefelsäure verwendet wird.

Warum ist das so? Nun – die meisten Nahrungsmittel sind heutzutage chemisch verändert: Zubereitet, konserviert und „raffiniert“. Das bedeutet beispielsweise bei Zucker nichts anderes, als dass die wertvollen basischen Mineralstoffe, die im Zuckerrohr durchaus enthalten sind, durch Chemikalien entzogen werden. So bleiben bei raffiniertem Zucker alleine die säurebildenden Kohlenhydrate zurück.

Bei Weißmehl ist das nicht anders. In den Hüllen des Weizenkorns sind die B-Vitamine, die basischen Mineralien und Ballaststoffe – bei Weißmehl nicht mehr. Auch Nudeln und Pizzateig sind Weißmehlprodukte – sie enthalten somit weniger Nährwert.

Chemisch veränderte Lebensmittel sind nicht vollwertig. Vielleicht „merkt“ unser Organismus, dass wir nicht vollwertig essen, spürt das Vitalstoffdefizit und verlangt deshalb nach immer mehr Nahrung, obwohl wir vom Kaloriengehalt her genügend gegessen haben? Vielleicht gibt es deshalb so viele dicke Menschen, weil die Nahrung nicht vollwertig ist? Mir jedenfalls geht es so, dass ich nach einem frischen Salat mit Sprossen und Kräutern ein angenehmeres Sättigungsgefühl habe als nach einem Dosengemüse, das vielleicht rein rechnerisch den selben Kaloriengehalt hat.

Moderne Nahrungsmittel und ihr Vitalstoffgehalt

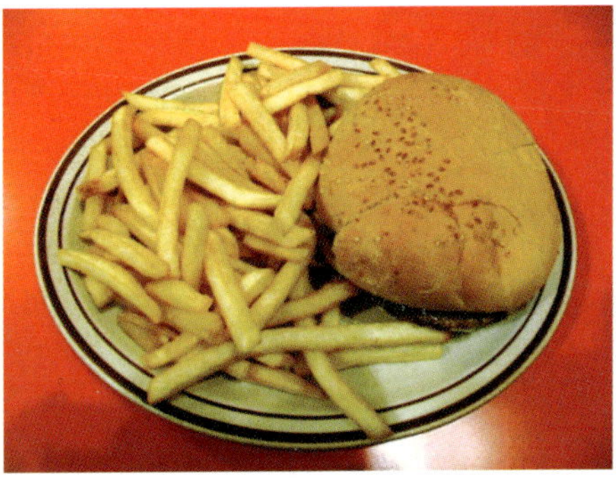

Fastfood enthält keine Vitalstoffe mehr!

Unsere Lebensmittel enthalten durch den konventionellen Anbau mit Monokultur und Bodenauslaugung immer weniger Vitalstoffe. Statistiken belegen, dass der Vitalstoffgehalt in den letzten Jahren um bis zu 30% zurückgegangen ist. Unökologische Geschäftspraktiken mindern folglich die Lebensmittelqualität.

An dieser Stelle schlagen clevere Geschäftemacher zu: Dem Vitalstoffmangel kann doch durch das Einwerfen von Tabletten – so genannten Nahrungsergänzungsmitteln – leicht abgeholfen werden ...?! Ist aber nicht eher ein Umdenken im Anbau von pflanzlichen Lebensmitteln angebracht? Biologisch-dynamisch statt ausgelaugt?! Vergleichszahlen belegen es: Der Vitalstoffgehalt bei biologisch-dynamischem Anbau ist höher: Das können Sie schmecken und riechen! Die so wertvollen und leider empfindlichen sekundären Pflanzenstoffe liegen in biologisch angebauten Pflanzen in höheren Konzentrationen vor. Bio ist besser!

Gut zu wissen

Was mindert den Mineraliengehalt in Lebensmitteln?

- Konventioneller Anbau von Obst und Gemüse (Monokultur)
- Industrielle Verarbeitung von Lebensmitteln
- Braten, Kochen, Garen – auch tiefkühlen bis zu einem gewissen Grad
- Unsachgemäße Lagerung

Vitalstoffverlust durch Erhitzen und falsche Lagerung

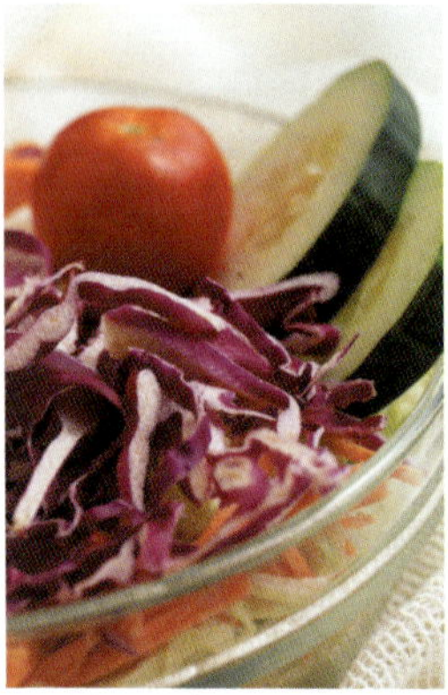

Rohkost ist zwar ideal – aber nicht jeder verträgt sie.

Eines ist sicher: Nahrungsmittel enthalten die meisten Vitalstoffe, wenn sie so wenig wie möglich verarbeitet werden – eigentlich dürfte man also Obst und Gemüse beim Basenfasten nur roh verzehren. Die Erfahrung zeigt aber, dass viele Menschen einen geschwächten oder empfindlichen Darm haben und deshalb Rohkost nicht oder nur schlecht vertragen. Da wird es notwenig, die Lebensmittel zu erhitzen. Auch Menschen, deren Nierenmeridian geschwächt ist – Symptome sind kalte Hände und kalte Füße – fühlen sich nach einer dampfenden Suppe gestärkter als nach einer kalten Möhre. Abgesehen davon schmecken viele gekochte Gemüsegerichte einfach sehr lecker.

Der Nachteil des Erhitzens ist jedoch ein mehr oder weniger stark ausgeprägter Vitalstoffverlust. Es kommt ganz darauf an, wie stark Sie ein Lebensmittel erhitzen. Braten und langes Kochen, bis das Gemüse weich und matschig ist, sind die sichersten Vitalstoffkiller. Die Verluste reichen laut DGE bis zu 45 %.

Es kommt auch darauf an, ob Sie Gemüse ganz garen oder ob Sie es vor dem Garen klein schneiden. Je kleiner das Gemüse geschnitten ist, umso höher ist der Vitalstoffverlust. Auch die Zugabe von Salz führt zu einem höheren Verlust von Mineralien.

Gut zu wissen

So halten Sie den Vitalstoffverlust in Grenzen

- Schneiden Sie das Gemüse nicht zu klein
- Vermeiden Sie langes Wässern
- Erhitzen Sie Gemüse im Gemüsedämpfer oder dünsten Sie es nur kurz an
- Geben Sie Salz erst nach dem Erhitzen dazu

Die schonendste Art, Gemüse zu erhitzen, ist das Dampfgaren im Gemüsedämpfer. Der Gemüsedämpfer ist kein Schnellkochtopf, denn er arbeitet ohne Druck. Beim Gemüsedämpfer handelt es sich um ein Topf-im-Topf-System, bei dem der innere Topf eigentlich ein Sieb ist.

Garen im Gemüsedämpfer

Gut zu wissen

Der Boden des äußeren Topfes wird mit der je nach Topfgröße angegebenen Menge Wasser gefüllt. Das Gemüse wird in den inneren Topf, das Sieb, gegeben. Wenn durch das Erhitzen das Wasser zu kochen beginnt, steigt der Wasserdampf nach oben und gart das Gemüse auf sehr schonende Weise. Das Ergebnis: Gemüsearoma pur.

Mein Tipp: Probieren Sie dampfgegartes Gemüse erst, bevor Sie es würzen. Es hat meist so viel Eigengeschmack, dass deutlich weniger Gewürze nötig sind. Warum ist das so? Ganz einfach: Vitalstoffe sind auch Geschmackgeber – besonders die Mineralien.

Wenn Sie Gemüse im Wasser kochen und dazu noch Gewürze geben, dann werden die Mineralien aus dem Gemüse ausgeschwemmt und befinden sich am Ende im Kochwasser, das meist weggeschüttet wird, und das Gemüse schmeckt fad, so dass es kräftig nachgewürzt werden muss. Mit dem Gemüsedämpfer dagegen erhalten Sie sich die natürlichen Vitalstoffe weitgehend. Und: Es geht genauso schnell wie andere Garmethoden. In wenigen Minuten ist das Gemüse essfertig.

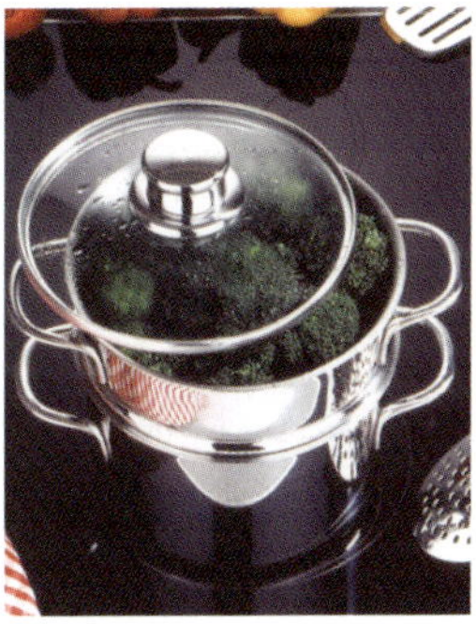

Gemüsedämpfer wie hier von WMF gibt es in allen Kaufhäusern und Haushaltsgeschäften, auch als Elektroeinbaugeräte.

Es gibt auch eine einfache und dabei sehr preisgünstige Alternative, wenn Sie sich keinen neuen Kochtopf zulegen wollen: Der zusammenfaltbare Siebeinsatz, der für verschiedene Größen von normalen Kochtöpfen verwendbar ist. Das Saubermachen des faltbaren Einsatzes ist leider etwas umständlich – für mich ein Grund, den Gemüsedämpfer zu bevorzugen.

Die Lagerung

Gut zu wissen

Auch durch zu lange – 3 Tage und länger – und unsachgemäße Lagerung verlieren Nahrungsmittel schnell ihre Vitalstoffe. Besonders lichtempfindliche Substanzen wie Vitamin C gehen schnell verloren.
Kaufen Sie Obst und Gemüse möglichst ganz frisch, dann sind Ihnen die Vitalstoffe sicher.

Höherer Mineralstoffgehalt durch biologischen Anbau?

Allen Unkenrufen zum Trotz: Bio ist besser! Der ökologische Raubbau macht natürlich auch vor Produkten aus biologischem Anbau nicht halt. Dennoch gibt es nachgewiesenermaßen einen großen Qualitätsunterschied zwischen Obst und Gemüse aus konventionellem und solchem aus biologischem Anbau.

Und auch hier unterscheidet man. Biologisch-dynamischer Anbau ist dabei eine noch bessere Anbauweise in Hinblick auf den Gehalt an Nährstoffen. Sie glauben das nicht? Dann machen Sie den Geschmackstest. Kaufen Sie eine Portion Feldsalat aus biologisch-dynamischem Anbau und eine Portion Feldsalat aus konventionellem Anbau (Supermarkt). Je mehr Mineralien der Salat enthält, umso kräftiger ist er im Geschmack. Insbesondere bei Salat, Äpfel und Beerenobst ist der Unterschied deutlich zu schmecken.

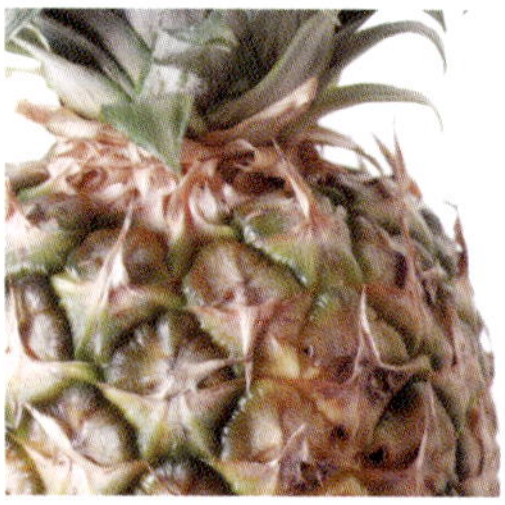

Frisch eingeflogene Ananas – teuer, aber ein Genuss!

Kürzlich habe ich eine vollreife biologische Flugananas gegessen: Paradiesisch gut! O.k. – auch der Preis war paradiesisch – für das Geld hätte ich fast einmal ins Kino gehen können. Na ja, man muss eben Prioritäten setzen. Und ab und zu leiste ich mir so eine „Kino-Ananas".

Frisch gepresste Säfte – die sanfte Art der Mineralienaufnahme

Eine weitere Möglichkeit, Vitalstoffe frisch und direkt aufzunehmen, ist der frisch gepresste Saft. Ein frisch gepresster Saft am Morgen ist ein richtiger Muntermacher. Ich selbst trinke ihn jeden Morgen, unabhängig vom Basenfasten. Aber Saft ist nicht gleich Saft. Es ist wichtig, ob der Saft wirklich frisch gepresst ist oder nicht, und mit welchem Entsafter er gepresst wurde. Ich verwende seit einiger Zeit den Greenstar-Entsafter und bin von der Saftqualität überzeugt. Auch der Champion ist ein hervorragender Entsafter. Im Gegensatz zu den herkömmlichen Zentrifugenentsaftern werden durch die geringe Wärmeentwicklung die empfindlichen Vitalstoffe geschont. Das besondere Pressverfahren beim Greenstar schließt zudem die Vitalstoffe besser auf, sodass sie vom Körper besser aufgenommen werden können. Deutlich wird das am intensiveren Geschmack. Wenn Sie einmal auf einer Messe Gelegenheit haben, dies zu testen, tun Sie es. Ein guter Entsafter ist eine nicht eben preiswerte Anschaffung, ist aber auch nicht teurer als eine gute Espressomaschine, die ich mittlerweile in vielen Haushalten sehe. Besonders, wenn Sie Kinder haben, lohnt sich die Anschaffung eines guten Entsafters, denn Kinder lieben Säfte, und frisch gepresst sind sie eben gesünder.

Wenn Sie zum Frühstück einen frisch gepressten Saft trinken, bedenken sie bitte, dass es sich dabei um eine Mahlzeit handelt – kauen Sie den Saft, speicheln Sie ihn gut ein. So können die Vitamine und Mineralien besser aufgenommen werden.

Auf der nächsten Seite finden Sie einen Saisonkalender, auf dem Sie ablesen können, welches Gemüse und welches Obst zu welcher Jahreszeit reif – und damit mineralstoffreich und basisch – zu haben ist.

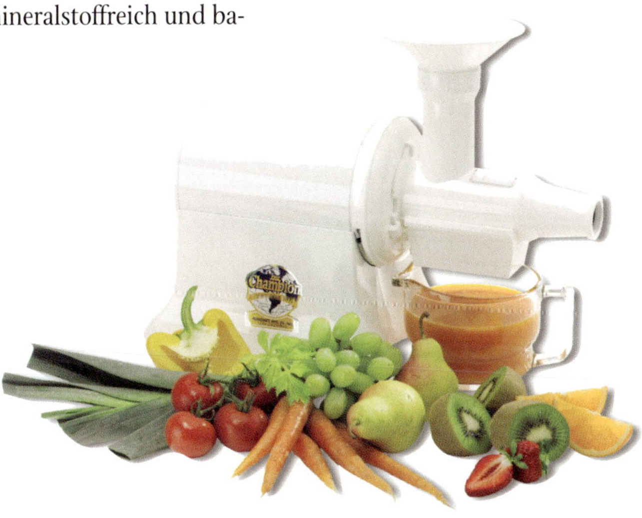

Entsafter Green Star

Was hat wann Saison?

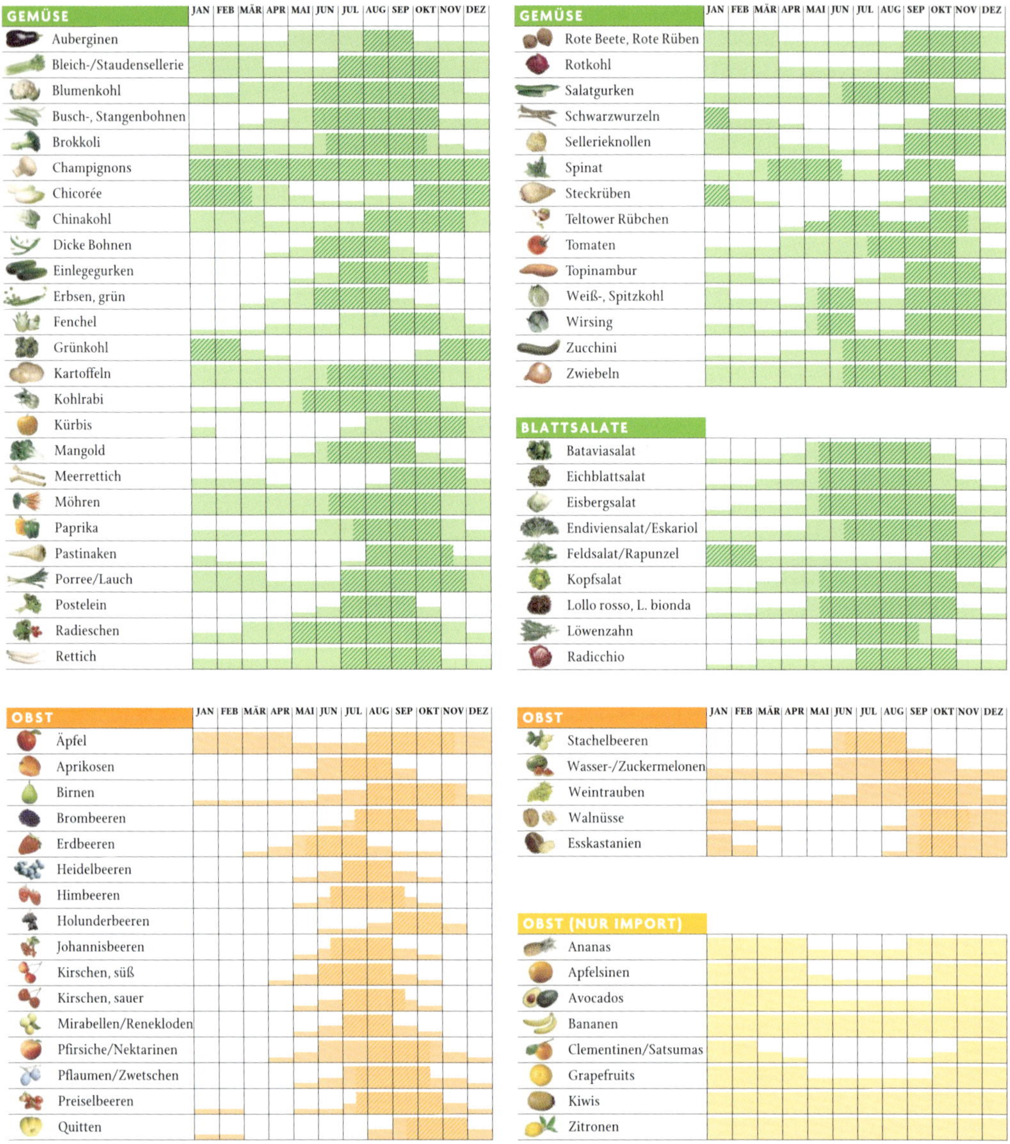

Monate geringerer Angebote – höhere Preise

Monate steigender/fallender Angebote

Monate starker Angebote – geringere Preise

Überwiegend aus einheimischem Freilandanbau

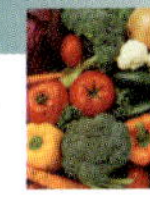

Leiden wir wirklich unter Vitalstoffmangel?

Haben ein Jahrhundert Zivilisationskost unsere Vitalstoffdepots ausgeraubt? Frei nach dem Motto: vollgestopft und dick aber unterversorgt? Interessanterweise ist die Angst vor Mangel gerade in den Ländern der Welt am größten, in denen es den Menschen nicht an Nahrungsmitteln mangelt. Und tatsächlich gibt es zunehmend Menschen, die einen Mangel beziehungsweise einen erhöhten Bedarf an Vitalstoffen aufweisen. Gründe dafür habe ich bereits auf Seite 37 genannt.

Es gibt aber auch einen weiteren Grund, der zu einem Mangel an Vitalstoffen führen kann: die mangelhafte Aufnahmefähigkeit des Darms. So entpuppt sich, bei näherer Betrachtung, der Nährstoffmangel als ein Problem der richtigen Aufnahme und der richtigen Verteilung der Nährstoffe. Bereits vor etwa 130 Jahren war diese Erkenntnis für den Oldenburger Arzt Dr. Wilhelm Schüßler die Grundlage für die Entwicklung seiner Mineralsalztherapie.

Heute – 130 Jahre danach – ist seine Therapie so wichtig und aktuell wie nie. Warum? Um durch unsere Nahrung genügend mit Nährstoffen versorgt zu sein, müssen nämlich einige wichtige Voraussetzungen erfüllt sein.

Gut zu wissen

Die Voraussetzungen für eine gute Nährstoffversorgung

- Die Nährstoffe, die wir brauchen, müssen in der Nahrung auch enthalten sein.
- Diese Nährstoffe aus der Nahrung müssen in einem Zustand sein, in dem wir sie auch verwerten können.
- Unser Körper – vor allem unser Darm – muss in der Lage sein, diese Nährstoffe aufzunehmen.
- Unser Körper muss diese Nährstoffe an die zuständigen Orte (Zellen, Organe, Gewebe) transportieren können.

Viele Menschen können jedoch vor allem die so lebenswichtigen Mineralien nicht mehr in genügender Menge aufnehmen. Warum? Dass die Überdüngung der Böden diese auslaugt und den Vitalstoffgehalt vermindert, habe ich bereits erwähnt, ebenso, dass „raffinierte" Nahrungsmittel weniger Vitalstoffe enthalten. Aber auch Genussgifte und Stress erhöhen den Vitalstoffbedarf enorm und können so bei gleichzeitig vitalstoffarmer Ernährung zu einem Mangel führen.

Darmwände, die durch Entzündungen oder aus anderen Gründen geschädigt sind, können ebenfalls nicht in genügendem Umfang Vitalstoffe aus der Nahrung oder aus Tabletten aufnehmen. Man spricht dann vom Syndrom des durchlässigen Darmes (leaky gut syndrome), das häufig im Zusammenhang mit chronischen Erkrankungen und Allergien auftritt. Wenn man bedenkt, dass die Ursachen für diese Erkrankungen nun wieder in der Lebens- und Ernährungsweise, insbesondere in der chronischen Übersäuerung liegen, dann schließt sich hier der Kreis: Entsäuerung, angefangen mit Basenfasten, unterstützt naturheilkundlichen Methoden wie die Biochemie nach Dr. Schüßler und ist somit der erste Schritt aus diesem „Teufelskreis".

Säurebildner rauben Vitalstoffe

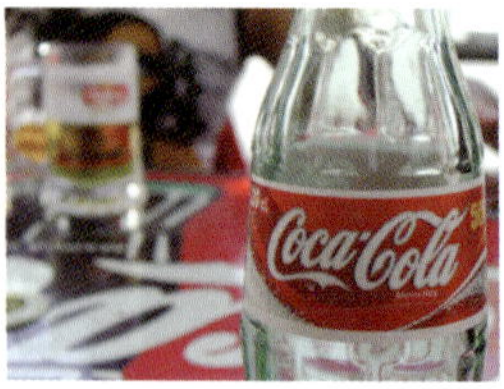

Cola und andere zuckerhaltige Getränke sowie Alkohol sind Vitalstoffräuber!

- Stress und mangelnde Bewegung führen zur Übersäuerung und damit zu einer Unterversorgung mit Vitalstoffen.
- Zucker in jeglicher Form produziert bei seiner Verstoffwechselung viele Säuren. Das Gleiche gilt natürlich auch für stark zuckerhaltige Getränke, wie Cola und Limonaden.
- Durch Alkoholgenuss entstehen im Darm freie Radikale, die durch antioxidative Stoffe wie Vitamin C oder E nur bis zu einem gewissen Grad abgefangen werden können. Diese Radikalentwicklung ist einer der Gründe, weshalb auch zu hoher Alkoholkonsum an der Entstehung von Darmkrebs mitbeteiligt ist.
- Wenn Sie Zigaretten rauchen, dann erhöht sich Ihr Bedarf an Vitamin C um ein Vielfaches. Das liegt daran, dass durch den Zigarettenrauch ebenfalls Oxidationsprozesse mit freien Radikalen entstehen.

Lebenssituationen mit erhöhtem Vitalstoffbedarf

Von diesem wie auch immer verursachten Vitalstoffmangel sind nun Lebensphasen abzugrenzen, die naturgemäß mit einem erhöhten Vitalstoffbedarf einhergehen.

- Frauen in der Schwangerschaft und während der Stillzeit benötigen wesentlich mehr Vitalstoffe, die, soweit möglich, mit einer vollwertigen Ernährung zugeführt werden sollten. Reicht das nicht aus, dann kann hier die Gabe von Vitaminen, Mineralien – insbesondere Eisen – sinnvoll sein. Doch selbst hier kann man durch potenzierte Mineralstoffpräparate – wie Schüßler-Salze dies sind – und über eine vitalstoffreiche Ernährung oft mehr erreichen als durch bloßes Einnehmen von Tabletten.
- Auch Menschen, die sich in einem fortgeschrittenen Stadium einer auszehrenden Krankheit befinden – insbesondere bei Krebs – haben in der Regel einen erhöhten Vitalstoffbedarf. Gerade bei einer Krebserkrankung ist der gesamte Stoffwechsel in Mitleidenschaft gezogen und die Nährstoffaufnahme dadurch vermindert. Durch die dauernden Abwehrprozesse des Körpers gegen die Krebszellen werden zudem vermehrt Vitalstoffe verbraucht. Hier ist eine vitalstoffreiche Ernährung alleine nicht mehr ausreichend, vor allem dann nicht, wenn die Krankheit bereits fortgeschritten ist.
- Auch bei allergischen Erkrankungen kann ein erhöhter Vitalstoffbedarf entstehen. Das bedeutet allerdings in diesem Fall nicht, dass es sich bei Allergien um eine schwere Erkrankung handelt. Es hängt damit zusammen, dass die Darmschleimhaut bei Allergikern meist so in ihrer Funktion beeinträchtigt ist, dass die Vitalstoffaufnahme aus der Nahrung behindert ist. Die Folge davon ist natürlich ein Vitalstoffmangel. Sobald sich die Darmschleimhaut durch entsprechende Behandlung und Weglassen von Allergen regeneriert, verbessert sich die Nährstoffaufnahme. Wenn Sie darüber mehr wissen möchten, finden Sie in meinem Buch: „Allergien: Endlich Hilfe durch Basenfasten“ jede Menge Infos.

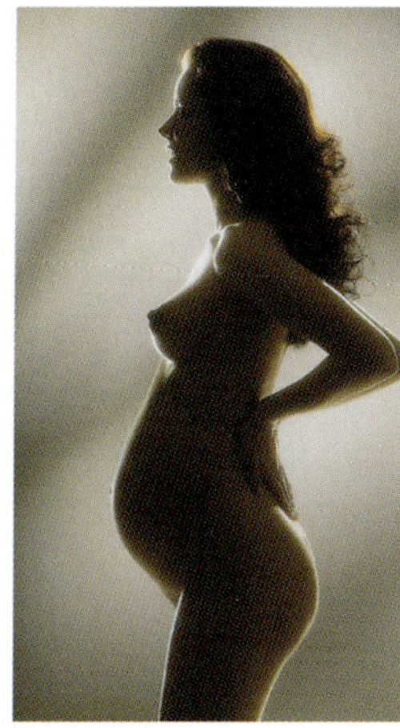

Während der Schwangerschaft und in der Stillzeit besteht ein erhöhter Bedarf an Mineralstoffen.

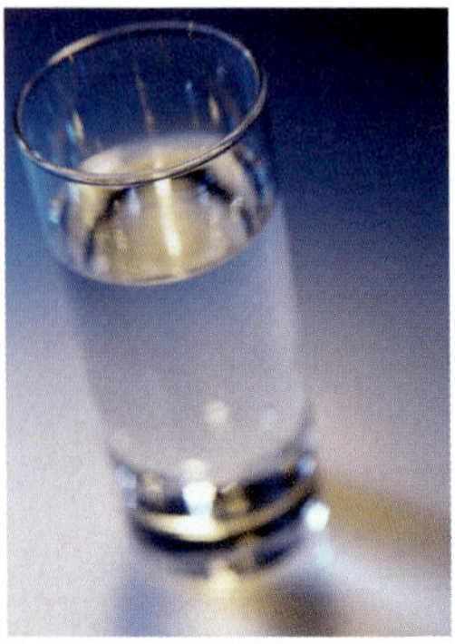

Reines Quellwasser kann Schadstoffe am besten ausschwemmen.

Mineralienversorgung über Mineralwässer?

Wasser ist eine für den Körper sehr wichtige Substanz – immerhin besteht der menschliche Körper zu 70 bis 80% aus Wasser. Selbst im Zahnschmelz, der härtesten Substanz des Körpers, sind noch Wassermoleküle enthalten. Ohne Wasser kann ein Mensch nicht lange leben – ohne Essen schon. Die Qualität des Wassers spielt dabei eine wichtige Rolle.

Es gibt Untersuchungen, die belegen, dass Mineralien aus Mineralwasser vom Körper nicht oder nur unzureichend aufgenommen werden können. Man geht davon aus, dass die anorganischen Salze der Mineralwässer für den Stoffwechsel ungünstig aufbereitet sind.

Gut zu wissen

Wasser beim Basenfasten und zur Entgiftung

Je weniger Mineralien ein Wasser enthält, umso besser kann es unbrauchbare Stoffwechselprodukte und andere Schadstoffe ausschwemmen. Daher sollten Sie während des Basenfastens pro Tag 2,5 bis 3 Liter reines Quellwasser trinken, z.B. Lauretana oder Volvic.

Leitungswasser in Städten ist nicht für das Basenfasten geeignet – ganz davon abgesehen, dass es nicht schmeckt. Wenn Sie es nicht glauben, dann machen Sie den Wassertest: Trinken Sie Leitungswasser, danach ein gutes Quellwasser wie Lauretana oder Volvic. Der Unterschied ist schmeckbar und sichtbar: Wenn Sie einen Beutel Kräutertee einmal in Leitungswasser und einmal in Quellwasser ziehen lassen, dann werden Sie erstaunliche Farb-, Geruchs- und Geschmacksunterschiede feststellen.

Mineralien auffüllen mit Tabletten?

Die Frage liegt nahe, ob man Mineralien und eventuell andere Nährstoffe in Form von Tabletten oder anderen Zubereitungen zu sich nehmen soll. Das birgt jedoch einen entscheidenden Denkfehler: Es ist keineswegs garantiert, dass die *isolierte* Einnahme einzelner Nähr-

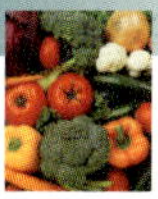

stoffe ausreicht, um seinen Nährstoffbedarf zu decken. Die Fachzeitschriften sind seit Jahren voll mit Meldungen, welche Substanz mit welcher zusammen gut oder schlecht aufgenommen wird. Zwei Beispiele: Zink verträgt sich nicht gut mit Selen, weshalb Zink am Morgen und Selen am Abend aufgenommen werden soll; oder: Phosphatreiche Kost verschlechtert die Eisenaufnahme. Und so weiter.

So werden uns ständig Nahrungsergänzungsmittel empfohlen, man wird mit Detailmeldungen überschüttet und vergisst dabei, dass man sich ausgewogen ernähren kann – denn die natürlichen Lebensmittel, insbesondere die pflanzlichen, enthalten die Nahrungsstoffe und Vitalstoffe meist in idealer Zusammensetzung.

Fest steht: Das Ganze ist mehr als die Summe seiner Teile. Kein Forscher ist heute in der Lage, das Gesamtgeschehen in unserem Organismus und auch das in der Natur wirklich zu überblicken. Wenn Sie deshalb Ihre Vitalstoffe aus der ganzen Pflanze über die Ernährung holen, dann sind Sie auch mit den bioaktiven Substanzen versorgt, die noch nicht erforscht sind. So viel zur Vorsorge für Gesunde.

Doch gibt es Situationen, in denen eine Vitalstoffzufuhr durch Tabletten, Pulver oder Tropfen notwendig ist und Sinn macht.

Gut zu wissen

Wann Vitalstoffe über Medikamente zuführen?

- Schwangerschaft
- Stillzeit
- Langjährige chronische Erkrankungen

Lassen Sie von Ihrem Arzt oder Heilpraktiker ermitteln, welche Vitalstoffe Sie in Extraportionen brauchen. Produkte aus biologisch-dynamischem Anbau haben aufgrund ihrer Anbauweise einen höheren Anteil an Nährstoffen – und nebenbei einen geringeren Pestizidanteil. Wenn man schon „Nährstoffkonzentrate“ verwendet, dann sollten diese auch wirklich hochwertig sein. Ich kenne bislang nur sehr wenig Firmen, die den Großteil ihrer Rohstoffe aus biologischem Anbau beziehen. Es gibt eine Reihe von Rohstoffen für diese Nahrungsergänzungsmittel, die es weltweit nicht aus biologischem Anbau gibt.

INFO

Lassen Sie sich ein geprüftes Medikament verordnen oder fragen Sie genau nach, wenn Sie ein Konzentrat verwenden wollen.

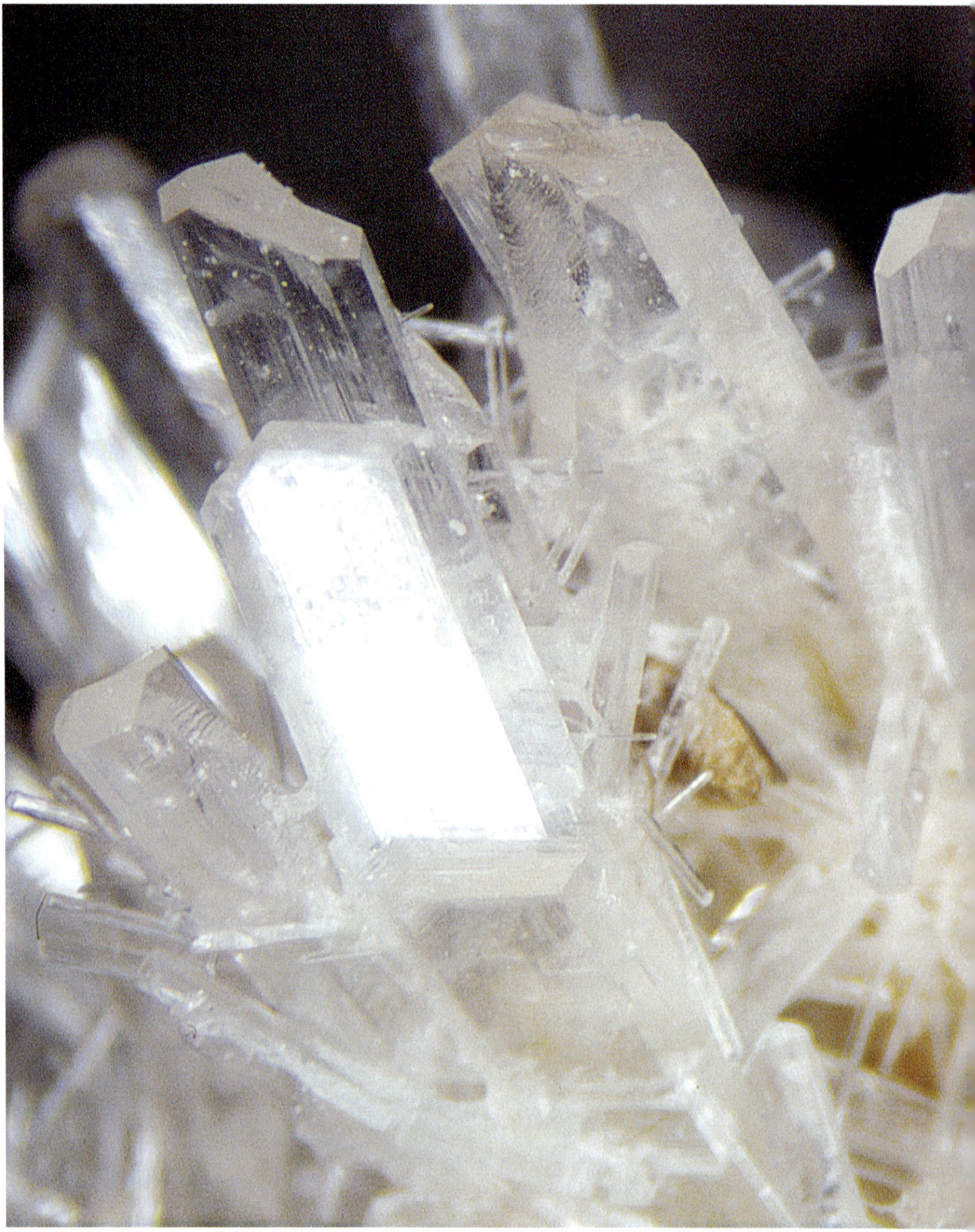

Mineralsalztherapie nach Dr. Schüßler

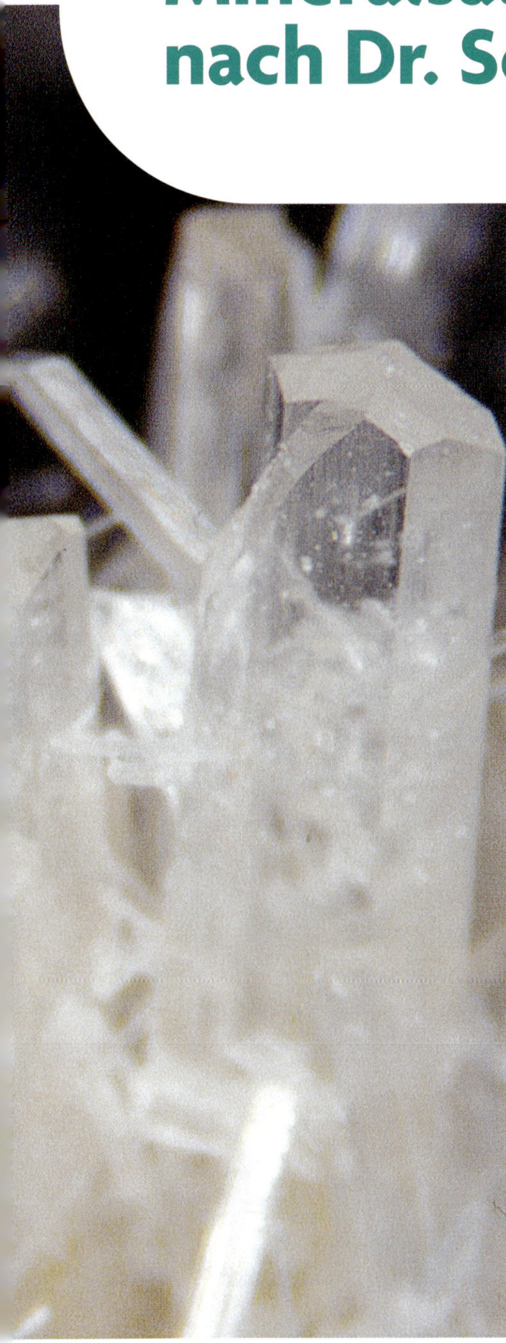

Die Einnahme von Mineralsalzen nach Dr. Schüßler ist eine echte Alternative zu Mineralstoffpräparaten zur Nahrungsergänzung. Warum? Weil diese Therapie den Mineralstoffhaushalt ausgleicht und so die optimale Verteilung der Mineralien im Organismus gewährleistet. Und nicht nur das: Auch die Aufnahme und Verteilung anderer Vitalstoffe – Vitamine und bioaktive Substanzen – wird verbessert.

Sanfte Regulierung des Mineralstoffwechsels mit Schüßler-Salzen

Der Oldenburger Arzt Dr. med. Wilhelm Schüßler (1821–1898) entdeckte, angeregt durch Forscher wie Jacob Moleschott (1822–1893), die Bedeutung der Mineralsalze für alle lebenswichtigen Funktionen im menschlichen Organismus. Er selbst war damals als homöopathischer Arzt tätig und entwickelte aus diesem Wissen heraus ein unkompliziertes Therapieverfahren, das nur aus wenigen Medikamenten bestehen sollte und nicht – wie die Homöopathie – aus Hunderten.

INFO

Auf die richtige Verteilung der Mineralien kommt es an! Alle 12 Schüßler-Salze weisen typische Symptome ihrer jeweiligen Fehlverteilung auf.

Dr. Schüßler ging davon aus, dass Krankheiten dann entstehen, wenn der Mineralstoffhaushalt der Zellen gestört ist. Je nach Art der Störung entstehen – laut Schüßler – bestimmte Symptome und Krankheiten. So äußert sich die Fehlverteilung von Magnesium beispielsweise in Krämpfen, die in bestimmten Intervallen auftreten. Die Fehlverteilung von Natriumchlorid dagegen äußert sich in einem gestörten Wasserhaushalt: Man neigt zu Wasseransammlungen oder zu Wasserverlust – hat beispielsweise Fließschnupfen oder trockene Schleimhäute.

Schüßlers Therapie zielte darauf ab, die Mineralien im Körper durch Gabe bestimmter Mineralienzubereitungen wieder richtig zu verteilen. Und der Erfolg gibt ihm bis heute Recht: Durch die Gabe der passenden Mittel verschwinden die Krankheitssymptome oft in kürzester Zeit.

Gut zu wissen

Das Prinzip der Mineralsalztherapie

Dr. Schüßler ging davon aus, dass Krankheiten dann entstehen, wenn der Mineralstoffhaushalt der Zellen gestört ist. Je nach Art der Störung entstehen – laut Schüßler – bestimmte Symptome und Krankheiten.

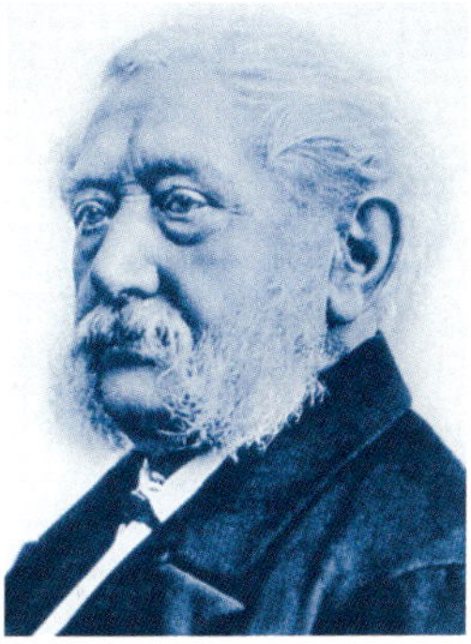

Dr. med. Wilhelm Schüßler

Durch ein spezielles Herstellungsverfahren gelang es Dr. Schüßler, die Mineralien so aufzuschließen, dass sie gut vom Körper aufgenommen und verwertet werden können. Die Erfolge, die Dr. Schüßler damit erzielte, waren so groß, dass dieses Verfahren als „Mineralsalztherapie nach Dr. Schüßler" oder als „Biochemie nach Dr. Schüßler" in die Geschichte eingegangen ist. Seine Mineralsalze nannte er biochemische Funktionsmittel und Lebenssalze, weil sie die Funktionen des menschlichen Organismus verbessern, wenn Störungen oder Krankheiten aufgetreten sind.

Heute ist vieles, was Dr. Schüßler damals mit recht einfachen Mitteln herausfand, wissenschaftlich belegt – beispielsweise, dass Phosphor in allen Nervenzellen und Nervengeweben zu finden ist und für die Funktionsfähigkeit der Nervenzellen wichtig ist. Auch die immense Bedeutung der optimalen Mineralienversorgung ist heute hinreichend erwiesen. Das Besondere an Schüßlers Methode ist nun, dass er die körpereigenen Mineralsalze in kleinsten Mengen, in homöopathischen Zubereitungen, verabreichte und genau damit Erfolge erzielte.

Wie kann das gehen? Es weiß doch jeder, dass wir bestimmte Mengen an Mineralstoffen pro Tag benötigen. Schüßler selbst hat sich in seinem Hauptwerk: „Eine abgekürzte Therapie – Anleitung zur biochemischen Behandlung von Krankheiten" von 1874, dazu geäußert. Er sprach davon, dass Körperzellen, wenn sie einem so genannten „pathogenen (krankmachenden) Reiz" ausgesetzt sind, nicht mehr in der Lage sind, die Mineralstoffe aus der Nahrung aufzunehmen, da die Mineralien dann die Zellmembran nicht mehr durchdringen können. Und genau hier liegt die Bedeutung seiner homöopathisch aufbereiteten Mineralsalze: Durch die geringe Molekülgröße sind die Schüßler-Salze in der Lage, diese Barriere zu durchdringen und können so in das Zellinnere gelangen. Auf diese Weise wird der unterbrochene Kontakt zwischen Zelle und umliegendem Gewebe wieder hergestellt, wodurch die Mineralsalze aus der Nahrung wieder aufgenommen werden können. Das ist besonders deshalb von Bedeutung, weil immer mehr Menschen eine gestörte Mineralienaufnahme haben. Warum ist das so? Die Gründe finden sie auf Seite 37 und 43. Um es noch einmal in Kürze zusammenzufassen: Es sind die Früchte unserer Überflussgesellschaft, die uns einen „Mangel" bescheren.

Gut zu wissen

Fehlverteilung von Vitalstoffen durch

- Fehlernährung (Junkfood, Säurebildner, raffinierte Lebensmittel, Nahrung aus überdüngten Böden und von überzüchteten Tieren)
- Gestörte Darmschleimhaut (bei Allergien und anderen Erkrankungen)
- Elektrosmog
- Stress
- Gifte wie Nikotin, Alkohol

Diese negativen Einflüsse auf unseren Stoffwechsel sind vielleicht das, was Schüßler als „pathogenen Reiz" bezeichnet hat. Er selbst hat sich nicht dazu geäußert, wie so ein pathogener Reiz aussieht. Doch wir wissen heute, dass die oben genannten Faktoren krank machen können. Zu Schüßlers Zeiten gab es sicher andere krank machende Faktoren – waren doch die Auslaugung der Böden und Elektrosmog vor 130 Jahren noch kein Thema. Fehlernährung dagegen gab es damals schon.

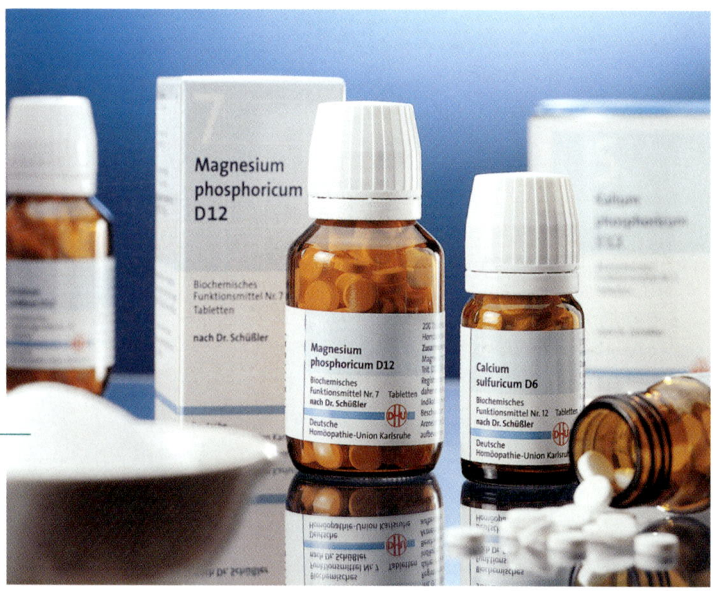

Schüßler-Salze gibt es beispielsweise von der Deutschen Homöopathie Union.

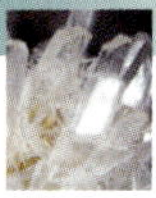

Wie funktioniert die Mineralsalztherapie nach Dr. Schüßler?

Die Mineralsalztherapie ist ein überschaubares und einfaches Verfahren, das im Prinzip in jede Hausapotheke gehört. Sie können mit der Mineralsalztherapie nach Dr. Schüßler im Prinzip jede Befindensstörung und jede – vor allem akute – Erkrankung behandeln.

Auch chronische Erkrankungen sind durch die Schüßler-Therapie behandelbar, setzen aber eine intensive Beschäftigung mit diesem Therapieverfahren voraus.

Jedes Salz hat seine spezielle Wirkung und es bedarf einiger Zeit, bis man das Wesen der 12 Salze erfasst hat. Im Zweifelsfall und besonders, wenn man mit den eigenen Versuchen nicht weitergekommen ist, sollte ein Arzt oder Heilpraktiker aufgesucht werden.

Als Faustregel gilt: Je länger Ihre Beschwerden schon bestehen, umso schwieriger gestaltet sich die Selbstbehandlung. Diese Faustregel bezieht sich nicht alleine auf die Behandlung mit Schüßler-Salzen, sondern auf die Selbstbehandlung als solche. Natürlich gibt es Ausnahmen und langwierige Beschwerden verschwinden bereits nach einer Woche Basenfasten und/oder geringfügiger Einnahme von Schüßler-Salzen.

INFO

Durch schnellen und gezielten Einsatz von Schüßler-Salzen lässt sich ein Chronisch werden von Krankheiten oft vermeiden.

Gut zu wissen

Schüßler-Salze – schnell und unkompliziert

- Je nach Art der Gesundheitsstörung sind ein oder zwei bestimmte Mineralsalze nötig, um den Mineralstoffhaushalt wieder zu regenerieren.
- Bei akuten Erkrankungen stellt sich der Erfolg meist in wenigen Stunden oder Tagen ein.
- Bei chronischen Erkrankungen kann die Behandlung Wochen oder Monate in Anspruch nehmen – je nach Art der Störung.

INFO

Die Mittel 1 bis 11 sind auch in Salbenform erhältlich.

Es gibt 12 Mineralsalze nach Dr. Schüßler – die biochemischen Funktionsmittel Nr. 1 bis 12. Jedes Mittel hat dabei ein bestimmtes Einsatzgebiet, das sich aus dem Vorkommen des Salzes im Organismus ableitet. So wirken die Kalziumsalze auf Knochen, Knorpel, Zähne und Gelenke, die Phosphorsalze gemäß des hohen Phosphorgehaltes der Nervengewebe auf die Nerven usw.

Nach Schüßlers Tod haben Therapeuten 12 weitere Mineralsalze gefunden, die sie als „Ergänzungsmittel" bezeichnet haben – die biochemischen Funktionsmittel Nr. 13 bis 24.

Die wichtigsten Fragen zur Schüßler-Therapie

Wie findet man das richtige Mittel?

Aus den 12 Funktionsmitteln sucht man sich das Mineralsalz heraus, das am besten zu der Art der gesundheitlichen Störung passt. So kann man bei Schmerzen aller Art immer erst mal die Nr. 7 nehmen, bei beginnenden Infekten die Nr. 3, bei Sodbrennen die Nr. 9 usw. Je länger man sich mit den Mitteln beschäftigt, umso sicherer wird mit der Zeit das Gefühl, welches Salz zu dem jeweiligen Symptombild passt. Wer sich näher damit beschäftigen möchte, dem bietet die Antlitzdiagnostik eine Hilfestellung bei der Wahl des richtigen Mittels (siehe Literatur).

INFO

Viele Menschen haben ein solches Ungleichgewicht ihres Mineralienhaushaltes, dass die Gabe mehrerer Salze erforderlich ist.

Kann man mehrere Funktionsmittel einnehmen?

Manchmal deuten die Anzeichen klar auf ein einziges Mittel hin. Es kann aber auch sein, dass zwei oder drei Mittel in Frage kommen und Sie sich nicht entscheiden können. Es können ohne weiteres zwei oder drei Mittel gleichzeitig gegeben werden.

Wie oft muss man die Mittel einnehmen?

- Im akuten Fall ist es empfehlenswert, alle 15 bis 30 Minuten (Kinder alle Stunde) 1 Tablette im Mund zergehen lassen.
- Ausnahme ist das Mittel Nr. 7 – Magnesiumphosphat. Dies wird in akuten Fällen als „Heiße Sieben" genommen: 10 Tabletten (für Kin-

der 5) werden in einer Tasse frisch abgekochtem Wasser (Quellwasser) aufgelöst und in kleinen Schlückchen getrunken.

- Zur Konstitutionsbehandlung empfiehlt sich die Einnahme von 3-mal täglich 1–2 Tabletten.
- Die Einnahmen sollen generell vor den Mahlzeiten erfolgen.

INFO

Faustregel: Alle 10 Minuten einen Schluck trinken und gut einspeicheln.

Warum wirken Schüßler-Salze in solch niedrigen Dosierungen?

Dr. Schüßler legte Wert auf eine äußerst niedrige Dosierung. Er schrieb in seinem Werk „Eine abgekürzte Therapie“: „Ist eine Dosis zu klein, so führt die Wiederholung derselben zum Ziel. Ist eine Dosis zu groß, so wird die Wirkung gänzlich verfehlt.“

Dies als Kommentar zu den bisweilen kursierenden Meinungen, man müsste täglich 30 oder mehr Tabletten einnehmen, um rein rechnerisch auf die erforderlichen Mineralstoffmengen zu kommen. Das war nie im Sinne Schüßlers. Es kommt darauf an, zunächst mit einer kleinen Menge zu beginnen und die Reaktion abzuwarten. Wenn Sie eine Entgiftungskur begleitend zum Basenfasten durchführen möchte, dann können Sie unbedenklich zwei bis drei Wochen die empfohlenen Mineralsalze einnehmen. Danach ist allerdings meist eine mehrwöchige Pause sinnvoll.

Welche Potenz soll man verwenden?

Für Anfänger empfiehlt sich die Einnahme der von Schüßler so genannten Regelpotenzen. Für die meisten Salze ist die Regelpotenz die D 6. Eine Ausnahme bilden die Salze Nr. 1 (Calciumfluorid), Nr. 3 (Eisenphosphat) und Nr. 11 (Silicea), bei denen Dr. Schüßler D 12 als Regelpotenz empfohlen hat.

INFO

Die Mineralsalze nach Dr. Schüßler gibt es in den Potenzen D 3, D 6, und D 12.

Die Regelpotenzen sind die Stärken, in denen die jeweiligen Salze meist am besten wirken – nach Dr. Schüßlers Erfahrung. Ihr Therapeut wird Ihnen eventuell eine andere Potenz verordnen, wenn sich diese für ihn als wirksamer erweist. Als Anfänger würde ich Ihnen jedenfalls raten, zunächst mit den Regelpotenzen zu beginnen, bis Sie die Salze und ihre verschiedenen Wirkungen in anderen Potenzen besser kennen gelernt haben.

Schüßler-Salze und bestehende Erkrankungen

Gut zu wissen

Behalten Sie Ihre Medikation bei!

Setzen Sie keine Medikamente eigenmächtig ab, ohne mit Ihrem Arzt darüber zu sprechen. Dies gilt insbesondere für cortisonhaltige, herzwirksame und blutdrucksenkende Arzneimittel.

- Diabetes: 48 Tabletten entsprechen etwa einer Broteinheit (BE).
- Laktoseintoleranz: Die originalen Schüßler-Salz-Tabletten enthalten kleine Mengen an Milchzucker (Laktose), weshalb es bei einer ausgeprägten Laktoseintoleranz zu Blähungen und auch zu Durchfall kommen kann. In diesem Fall ist es ratsam, das Schüßler-Mineral als Kügelchen (Globuli) oder Tropfen zu nehmen, um den Darm nicht unnötig mit dem unverträglichen Milchzucker zu reizen.

Gut zu wissen

Milchzucker kann Durchfall auslösen

Auch bei Gesunden kann es bei Einnahme hoher Mengen an Tabletten zu kurzfristigen Durchfallreaktionen kommen. Das liegt an der abführenden Wirkung des Milchzuckers und ist nicht bedenklich.

- Homöopathische Behandlung: Wenn Sie sich in klassisch homöopathischer Behandlung befinden (= Behandlung mit einem individuell ausgesuchten Einzelmittel), sollten Sie mit Ihrem Homöopathen absprechen, ob sie parallel zur homöopathischen Behandlung Schüßler-Salze einnehmen können.

Die 12 Mineralsalze nach Dr. Schüßler

Nr. 1 Calcium fluoratum – Calciumfluorid

Der Stabilisator: Das Salz für das Stütz- und Bindegewebe, für die Gelenke und die Haut

- **Vorkommen im Körper**
  Calciumfluorid kommt im Körper im Zahnschmelz, in den Knochen und den Zellen der obersten Zellschichten vor. Es spielt eine Rolle bei allen Verhornungsprozessen. Auch in den elastischen Geweben wie Sehnen und Bänder ist es zu finden.
- **Symptome**
  Ist der Fluorcalcium-Stoffwechsel gestört, kommt es zu Erschlaffung der elastischen Gewebe mit Einrissen. Auch die Zunge kann hart und rissig sein.
- **Verwendung**
  Bei allen Schwächezuständen im Bänder- und Sehnenbereich, auch bei Haltungsschäden und Organsenkungen, ist dieses Salz angezeigt. Auch bei starken Verhornungsprozessen, bei Schrunden, Schuppen und Rissen, bei harten Warzen und lockeren Zähnen ist es gut wirksam. Als Salbe kann Nr. 1 bei Schwangerschaftsstreifen und zur Narbenbehandlung eingesetzt werden.

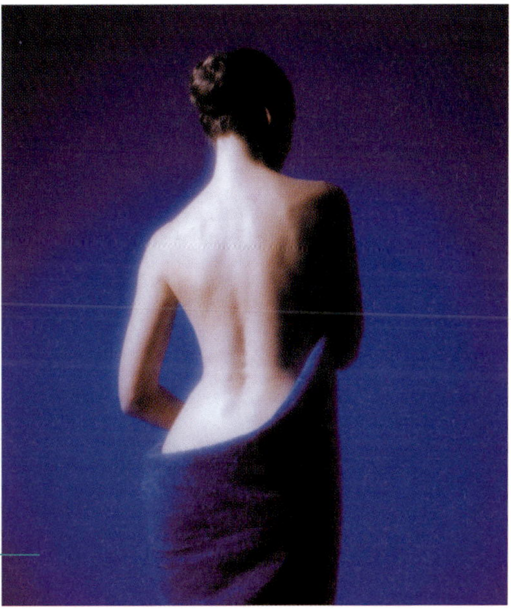

Calciumfluorid – wichtig für das Stütz- und Bindegewebe und für den Halteapparat.

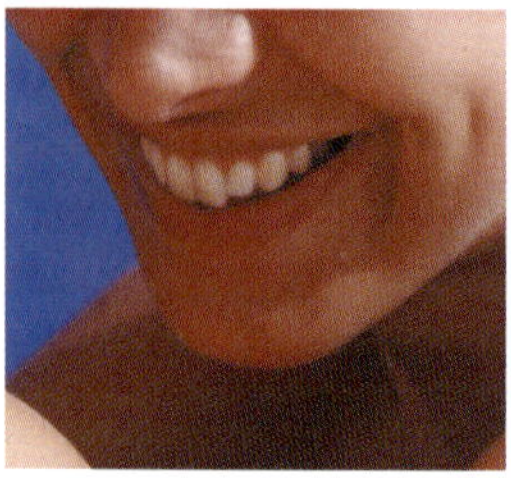

Wichtig für die Zähne: Calcium phosphoricum.

Nr. 2 Calcium phosphoricum – Calciumphosphat

Das Knochensalz der Biochemie: Für die Knochen, die Zähne und die Regeneration

- **Vorkommen im Körper**
  Das Salz, das am häufigsten im Körper vorkommt, vor allem in den Knochen, aber auch in allen Zellen.
- **Symptome**
  Wenn die Regenerationsfähigkeit gestört ist, kommt es zu Störungen der Erneuerungs- und Aufbauvorgänge. Die Zunge kann weiß und pelzig mit süßlichem Geschmack sein.
- **Verwendung**
  Bei Störungen der Zahn- und Knochenbildung und zur Regeneration von Knochenbrüchen findet dieses Salz Verwendung. Zur Osteoporoseprophylaxe wird es zusammen mit Nr. 9 (Natriumphosphat) eingesetzt. Als Salbe hilft Nr. 2 bei Hautjucken.

Nr. 3 Ferrum phosphoricum – Eisenphosphat

Das Salz für das Immunsystem und für das 1. Entzündungsstadium

- **Vorkommen im Körper**
  In allen Zellen und als Bestandteil des roten Blutfarbstoffes.
- **Symptome**
  Die Zunge ist spiegelglatt und ohne Belag.
- **Verwendung**
  Bei beginnenden Entzündungen, beginnendem Fieber und Infekten. Bei Infektanfälligkeiten, Erschöpfungszuständen mit Blässe, Durchblutungsstörungen, nervöser Erschöpfung.
  Bei frischen Wunden, Quetschungen, Verstauchungen und Verbrennungen (auch Sonnenbrand).
  Als Salbe kann Nr. 3 bei Verbrennungen, Prellungen und Quetschungen eingesetzt werden.

Gut zu wissen

Die drei Hauptmittel bei Entzündungen

In der Mineralsalztherapie spricht man von drei Entzündungsstadien, dem jeweils ein Schüßler-Salz zugeordnet ist:

- 1. Entzündungsstadium: beginnendes Stadium (Akutphase)
  Nr. 3 – Ferrum phosphoricum
- 2. Entzündungsstadium: das chronisch werdende Stadium
  Nr. 4 – Kalium chloratum
- 3. Entzündungsstadium: das chronische Stadium
  Nr. 6 – Kalium sulfuricum

Beachten Sie bitte, dass besonders beim 2. und 3. Entzündungsstadium abgeklärt werden sollte, ob eine Herdbildung den Heilprozess hindert. Dies ist besonders dann der Fall, wenn nach mehrtägiger Einnahme der Salze Nr. 4 oder 6 keine deutlich spürbare Besserung der Symptome auftritt. Herde können sein: chronische Entzündungen an Zahnwurzeln, im Kiefer, in Zahntaschen, in Nasennebenhöhlen, im Darm, im Unterleib. Oft müssen solche Herde erst beseitigt werden, damit der Heilprozess in Gang kommen kann.

INFO

Bei allen drei Entzündungsstadien sind entsäuernde Maßnahmen – wie Basenfasten – zur Unterstützung besonders hilfreich.

Nr. 4 Kalium chloratum – Kaliumchlorid

Das Salz für die Schleimhäute und für das 2. Entzündungsstadium

- **Vorkommen im Körper**
  Kalium kommt in allen Zellen vor, insbesondere in den roten Blutkörperchen. Macht die Schleimhäute widerstandsfähig gegen Entzündungen.
- **Symptome**
  Die Zunge ist weißgrau belegt.
- **Verwendung**
  Wenn Entzündungen chronisch werden, ist dieses Salz angezeigt. Bei allen Entzündungen und Krankheitsprozessen an den Schleimhäuten, wie chronischen Magenschleimhautentzündungen und Darmentzündungen, ist Kaliumchlorid hilfreich.

Als Konstitutionskur für die Schleimhäute empfiehlt sich eine 6- bis 8-wöchige Einnahme von 3 x täglich 2 Tabletten. Auch zur Nachbehandlung von Darm- und Scheidenpilzen geeignet, um die Schleimhäute zu regenerieren.
Nr. 4 kann als Salbe bei Sehnenscheidenentzündungen und weichen Warzen an den Händen eingesetzt werden.

Nr. 5 Kalium phosphoricum – Kaliumphosphat

Das Salz für Nerven und Psyche

- **Vorkommen im Körper**
  In den Zellen des Gehirns, der Nerven und der Muskeln, im Blut und in der Gewebsflüssigkeit.
- **Symptome**
  Die Zunge ist senffarben belegt mit fauligem Geschmack.
- **Verwendung**
  Bei körperlicher, seelischer und geistiger Erschöpfung ist dieses Salz hilfreich. Es ist ein Nährsalz bei Schlaflosigkeit, nervöser Unruhe, körperlichen Erschöpfungszuständen, Gedächtnisschwäche, Muskelschwäche (z.B. Blasenschwäche) und Lähmungsgefühl. Auch bei Depressionen ist Nr. 5 hilfreich.
  Bei Bandscheibenvorfall oder bei eingeklemmten Nerven ist die Kombination des Mineralsalzes Nr. 5 mit Nr. 7 schnell wirksam.
  Die Salbe wird bei Muskelschwäche und übelriechenden Hautausschlägen verwendet.

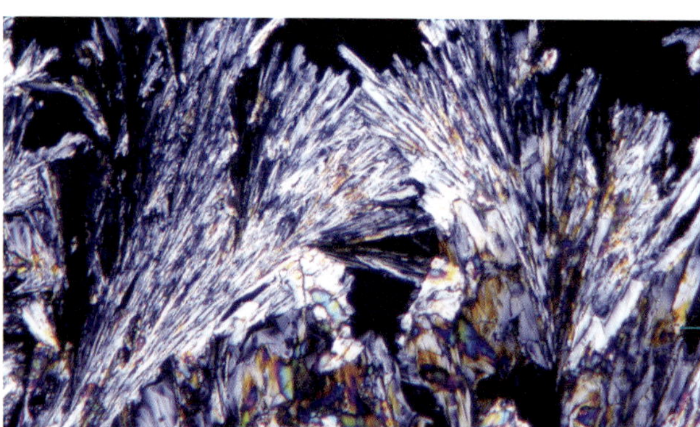

Kalium phosphoricum unter dem Mikroskop

Nr. 6 Kalium sulfuricum – Kaliumsulfat

Das Salz für die Entgiftung und für das 3. Entzündungsstadium

- **Vorkommen im Körper**
  In der Haut, den Nägeln und in den Schleimhäuten. Außerdem in den Knochen, den Muskeln und in der Leber.
- **Symptome**
  Die Zunge ist gelb bis gelbbraun belegt.
- **Verwendung**
  Bei chronischer Erkältung, chronischen Nasennebenhöhlen-Entzündungen mit gelben, harten Absonderungen und allen Entzündungen, die nicht heilen wollen. Es unterstützt den Eiweißstoffwechsel des Körpers und hilft, den Eiweißüberschuss abzubauen, d.h. zu entgiften. Auch auf die Leber wirkt es entgiftend.
  Bei Verdauungsstörungen, auch bei Verstopfung, ist Nr. 6 hilfreich.
  Die Salbe wird verwendet bei schlecht heilenden Wunden und eitrigen Hautausschlägen.

Nr. 7 Magnesium phosphoricum – Magnesiumphosphat

Das Krampf- und Schmerzmittel der Biochemie

- **Vorkommen im Körper**
  Im Skelett, in den Muskeln, Nerven, Gehirn, Knochenmark, in den roten Blutkörperchen, in der Leber und in der Schilddrüse.
- **Symptome**
  Ein sicheres Zeichen für die Notwendigkeit von Magnesiumphosphat ist das Auftreten einer unecht wirkenden Wangenröte – der so genannten „Magnesiaröte". Ein weiteres wichtiges Zeichen ist das „Wandern" der Schmerzen: Wenn Zahnschmerzen oder Kopfschmerzen nicht gut lokalisierbar sind, mal hier mal da stärker sind, spricht Magnesium phosphoricum oft innerhalb von Minuten an. Die Zunge ist meist rein.

- **Verwendung**
  Bei Schmerzzuständen aller Art, vor allem bei krampfartigen Schmerzen. Bei Neigung zu Krämpfen. Bei Asthmaanfällen und Migräneattacken kann Magnesiumphosphat als „Heiße Sieben“ sehr hilfreich sein. Auch bei Nieren- und Gallenkoliken ist die Nr. 7 angezeigt.
  Die Salbe kann bei allen Schmerzen und bei Muskelverspannungen eingesetzt werden.

Nr. 8 Natrium chloratum – Natriumchlorid

Der Flüssigkeitsregulator: Das Salz für den Flüssigkeitshaushalt

INFO

Natrium reguliert den Wasserhaushalt im Körper.

- **Vorkommen im Körper**
  Natriumchlorid ist Kochsalz, Meerwasser enthält bis zu 3% Natriumchlorid. Es kommt in allen Körperflüssigkeiten und Geweben vor und reguliert dort die Wasseraufnahme und Wasserabgabe an die Zellen.
- **Symptome**
  Die Zunge kann trocken oder feucht sein und weist eventuell klare Schleimstraßen auf. Salziger Geschmack im Mund.
- **Verwendung**
  Bei allen Störungen des Flüssigkeitshaushalt – sei es zu viel Wasser oder zu wenig! So hilft Natrium chloratum bei Wasseransammlungen wie Ödemen, auch bei wässrigem Schnupfen und tränenden Augen. Es ist aber auch bei Flüssigkeitsmangel angezeigt – etwa bei zu wenig Gelenkschmiere und dadurch bedingtem Knacken der Gelenke.
  Bei Durchblutungsstörungen mit Kältegefühlen, kalten Händen und Füßen und zur Durchfeuchtung der Schleimhäute ist es sehr hilfreich. Auch bei Verstopfung oder Stuhlunregelmäßigkeiten.
  Die Salbe kann bei Hautbläschen mit klarem Inhalt, bei Fieberbläschen und Gürtelrose eingesetzt werden.

Nr. 9 Natrium phosphoricum – Natriumphosphat

Das Salz für den Stoffwechsel

- **Vorkommen im Körper**
  Bestandteil der roten Blutkörperchen, Muskeln, Nerven, der Gewebsflüssigkeit und des Bindegewebes. Dient zur Aufrechterhaltung des Säure-Basen-Gleichgewichts im Körper und regt den gesamten Stoffwechsel an.
- **Symptome**
  Der Stuhl kann einen schmierigen Fettfilm haben. Die Gesichtshaut kann fettig und glänzend sein. Die Zunge ist oft feucht und goldgelb.
- **Verwendung**
  Bei allen Stoffwechselbelastungen. Bei allen durch zu viel Säuren bedingten Beschwerden: Gicht (Harnsäure), Rheuma, Osteoporose, Sodbrennen. Auch bei Fettverdauungsbeschwerden, bei Blähungen, Gallensteinen, Koliken, bei Akne und bei fettiger Haut ist Natriumphosphat angezeigt.
  Die Salbe wird bei Hexenschuss und rheumatischen Erkrankungen eingesetzt.

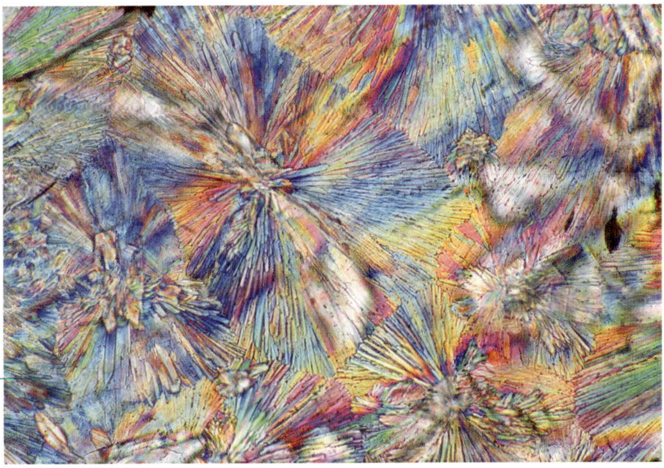

Natrium phosphoricum unter dem Mikroskop

Nr. 10 Natrium sulfuricum – Natriumsulfat

Das biochemische Ausleitungsmittel: Das Salz für die Entgiftung und Ausscheidung

- **Vorkommen im Körper**
  In allen Gewebsflüssigkeiten.
- **Symptome**
  Die Zunge ist oft schmutzig bis bräunlich-grünlich belegt, evtl. mit bitterem Geschmack.
- **Verwendung**
  Immer, wenn die Entgiftung angeregt werden soll, ist dieses Salz angezeigt. Natriumsulfat ist als „Glaubersalz" bekannt, einem Abführmittel, das vor allem bei Fastenkuren gerne zur Darmreinigung verwendet wird. Im Schüßler-Aufschlussverfahren als D 6 wirkt es entgiftend und regt den Stoffwechsel an. Es ist einsetzbar bei allen Formen von Verdauungsstörungen: Blähungen, Durchfällen, Verstopfung, Fettverdauungsstörungen. Auch bei nässenden Hautausschlägen und bei Ödemen ist Natriumsulfat hilfreich.

  Die Salbe ist bei Warzen, Hühneraugen und Hautausschlägen verwendbar.

Natrium sulfuricum unter dem Mikroskop.

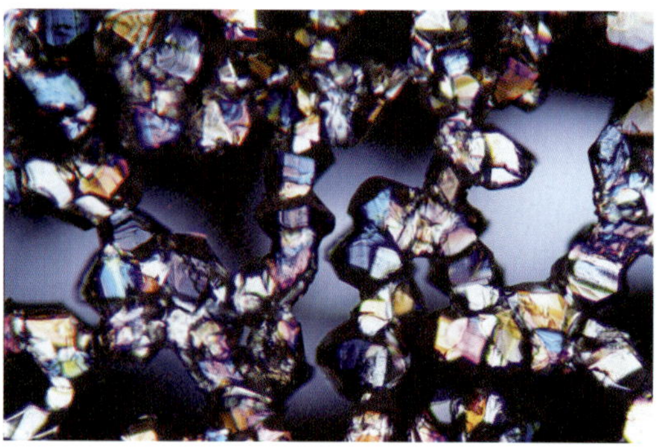

Nr. 11 Silicea – Kieselsäure

Das Schönheitsmittel der Biochemie: Das Salz für die Haare, Haut und Bindegewebe

- **Vorkommen im Körper**
  Wichtiger Bestandteil des Bindegewebes, der Haut, der Schleimhaut, der Nägel, der Knochen und der Nerven.
- **Symptome**
  Die Haut zeigt meist kleine Fältchen und Krähenfüße, vor allem in den Augenwinkeln und am Ohr. Die Zunge ist meist trocken mit seifigem Geschmack.

- **Verwendung**
  Steigert die Festigkeit des Bindegewebes und ist wichtig für den Aufbau von Haut, Haaren und Nägeln. Wirkt gegen frühzeitiges Altern – *das* Antig-Aging-Mittel der Biochemie.
  In Verbindung mit Salz Nr. 1 kann man es als „Bindegewebskur" für 6–8 Wochen anwenden. Dabei werden täglich je 3 x 2 Tabletten vor den Mahlzeiten eingenommen.
  Silicea wirkt gegen Haarausfall, brüchige und spröde Nägel, gegen Eiter, bei Gelenkproblemen und gegen übermäßiges Schwitzen. Auch bei Gelenkentzündungen und eitrigen Entzündungen.
  Die Salbe ist bei Neigung zu rauer Haut – vor allem im Winter – gut einsetzbar.

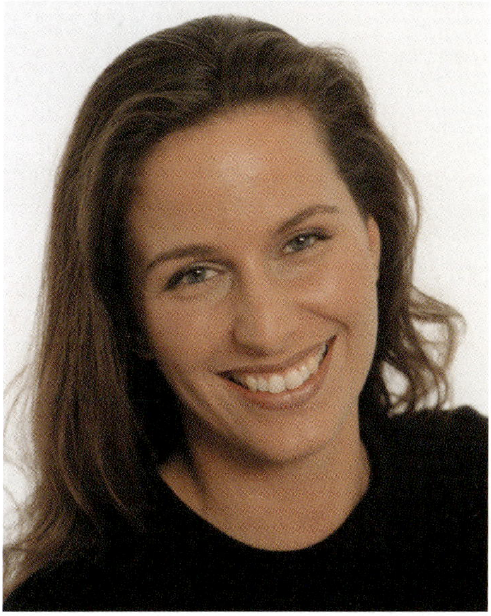

Das Schüßler-Salz für die Schönheit: Silicea

Nr. 12 Calcium sulfuricum – Calciumsulfat

Das Eitermittel der Biochemie

- **Vorkommen im Körper**
  In Leber, Galle und in der Knorpelmasse.
- **Symptome**
  Die Zunge ist meist nur am Zungengrund lehmartig belegt.
- **Verwendung**
  Bei eitrigen Prozessen, bei Abszessen, bei Gelenkproblemen und zur Verbesserung des Lymphabflusses. Unterstützt das Leber- und Gallesystem. Ich persönlich setze es gerne bei Menschen ein, die sich in einer Umbruchphase befinden und deshalb innerlich etwas unstrukturiert sind. Sie fühlen sich meist orientierungslos und überfordert. Auch bei Kindern, die schulisch überfordert sind, ist dieses Salz hilfreich.

Basenfasten plus mit Schüßler-Salzen: Erfolgsberichte

INFO

Mit Basenfasten plus kommen Sie auch in chronischen und hartnäckigen Fällen zum Erfolg – ganz ohne Nebenwirkungen.

Dass eine Woche Basenfasten pur schon ein echtes Gesundheitserlebnis ist, zeigen die vielen begeisterten Reaktionen meiner Leser und der Kursteilnehmer. Krankheiten und sogar langjährige Beschwerden besserten sich nach ein oder zwei Wochen Basenfasten.

Die folgenden Beispiele aus meiner Praxis zeigen, dass Basenfasten plus selbst in aussichtlosen Gesundheitssituationen eine echte Alternative ist. Und, was mich besonders freut: viele Menschen finden dadurch wieder zu einer neuen erfreulichen Lebensqualität zurück. Denn das liegt mir besonders am Herzen: Mit einfachen und preiswerten Methoden viel zu erreichen – ganz im Sinne des Bestsellers: „Simplify your life" – so einfach wie möglich. Übrigens, auch ganz im Sinne Dr. Schüßlers: eine einfache Therapie.

Krämpfe in den Beinen

Eine Kursteilnehmerin, die schon öfter Basenfasten gemacht hat, klagte ab dem 3. Basenfastentag immer wieder über Krämpfe in den Unterschenkeln. Solche kleinen Nebeneffekte verschwinden meist nach 1–2 Tagen von alleine. Da die Krämpfe am 3. Tag immer noch anhielten, riet ich ihr, die folgenden 2 Tage Magnesium phosphoricum D 6 – das Schüßler-Salz Nr. 7 – einzunehmen (Dosierung: 3-mal täglich 2 Tabletten im Munde zergehen lassen). Bereits am nächsten Tag hörten die Krämpfe auf.

Beinkrämpfe kommen relativ häufig während des Basenfastens vor und sind ein Ausdruck auf die starke innere Anspannung des betroffenen Menschen. Durch die Entsäuerung versucht der Körper, die Anspannung los zu werden, was sich in den auftretenden Krämpfen äußert. Offensichtlich hat die Anspannung viel Magnesium verbraucht, weshalb Magnesium phosphoricum – die Nr. 7, auch schnell hilft. Tatsächlich ist es so, dass das Schüßler-Salz Nr. 7 bei starken nervlichen Belastungen, Stress und Anspannungen gut hilft. Auch Elektrosmog scheint im Körper Stress zu produzieren – die Nr. 7 schafft Abhilfe.

Haarausfall

Eine Patientin litt seit einem Jahr an kreisrundem Haarausfall – keine Therapie hatte bislang angeschlagen. Nach ausführlicher Untersuchung kam ich hier zu dem Schluss, mit Schüßler-Salzen zu unterstützen. Ich habe die Patientin in Abständen von 4 Wochen auf 1–2 neue Salze eingestellt; nach 3 Monaten ging der Haarausfall deutlich zurück. Sie stellte auch ihre Ernährung recht radikal um, verzichtete völlig auf Fleisch und Kaffee und erhöhte ihren Obst- und Gemüseanteil. Sie ist auch selbst überzeugt davon, dass diese Ernährung wesentlich zur Besserung beigetragen hat und will diesen Weg weiter gehen.

Leistungsabfall, Erschöpfungssyndrom

Eine Patientin klagte über zunehmende Müdigkeit und Abgeschlagenheit, die seit einem Jahr bestand. Parallel zum Basenfasten nahm sie die Schüßler-Salze Nr. 9 (Natrium phosphoricum D 6 zur Entsäuerung) und Nr. 10 (Natrium sulfuricum D 6 zur Stoffwechselanregung). Bereits nach einer Woche war sie wieder leistungsfähiger und hatte 4 Kilo weniger auf der Waage. Die beiden Schüßler-Salze nahm sie noch 3 Wochen weiter. Das „basische Müsli" isst sie nun jeden Morgen, außerdem steht wesentlich mehr Gemüse auf dem Speiseplan. Seither fühlt sie sich rundum fit und hat ihr Gewicht auch behalten. Sie plant schon das nächste Basenfasten und nimmt sich vor, danach ihren Konsum an Süßigkeiten drastisch zu senken.

Schwellungen am Auge

Eine Patientin litt an verschiedenen Allergien und plagte sich über den Winter mit chronischen Nebenhöhlenentzündungen. Nach 3 Tagen Basenfasten bekam sie Schwellungen an den oberen Augenlidern. Die Augenoberlider geben meist einen Organhinweis auf Leber und so habe ich ihr das Schüßler-Salz Nr. 10 empfohlen, das den gesamten Stoffwechsel anregt und besonders die Leberentgiftung fördert. Nach 2 Tagen waren die Schwellungen wieder verschwunden. Da ihre gesamte Stoffwechselsituation aufgrund der Allergien dringend einer Unterstützung bedurfte, nahm sie das Salz Nr. 10 noch einige Wochen lang – je 3-mal 1 Tablette vor den Mahlzeiten. Es ging ihr daraufhin sowohl während des Basenfastens als auch danach deutlich besser.

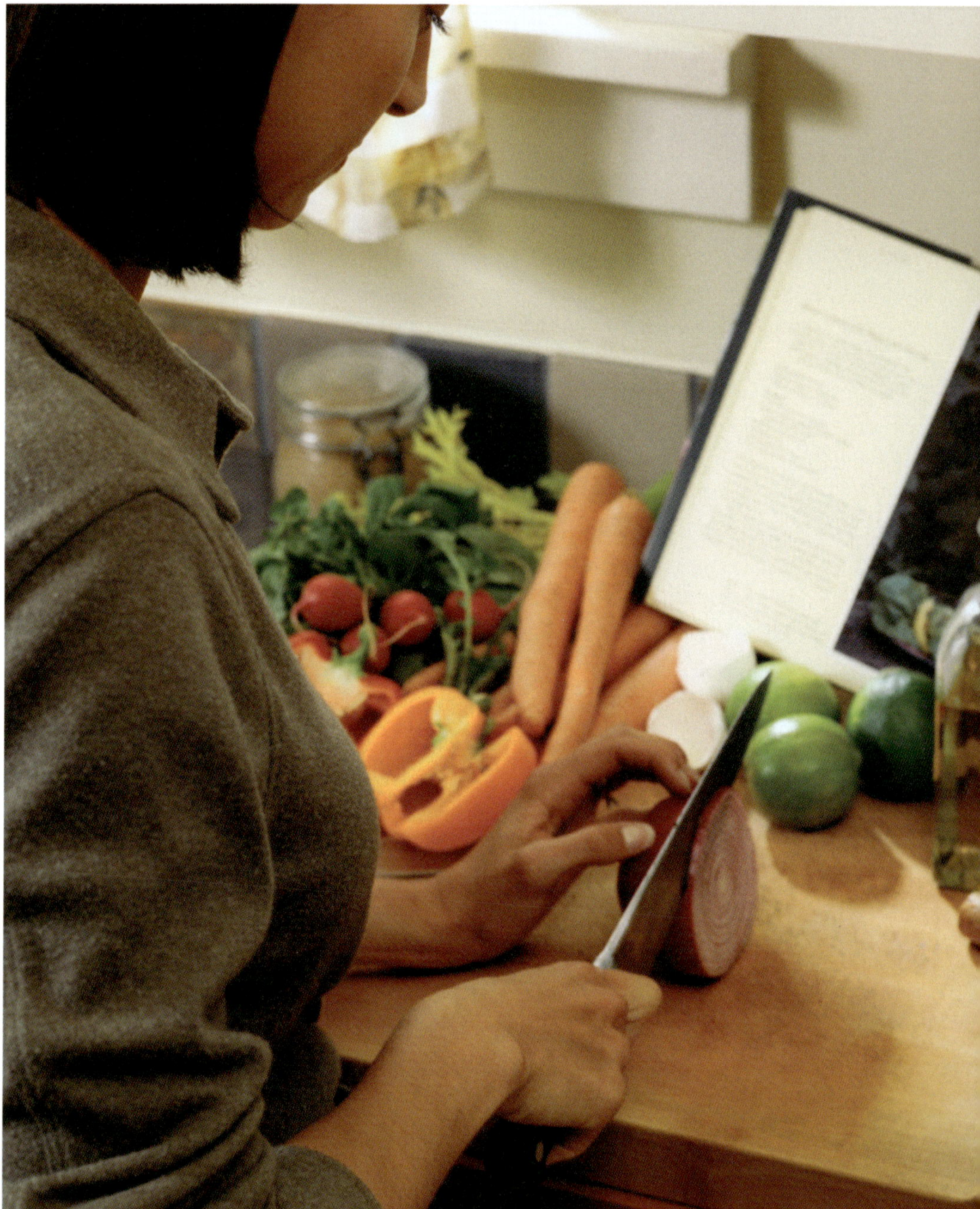

So funktioniert Basenfasten plus

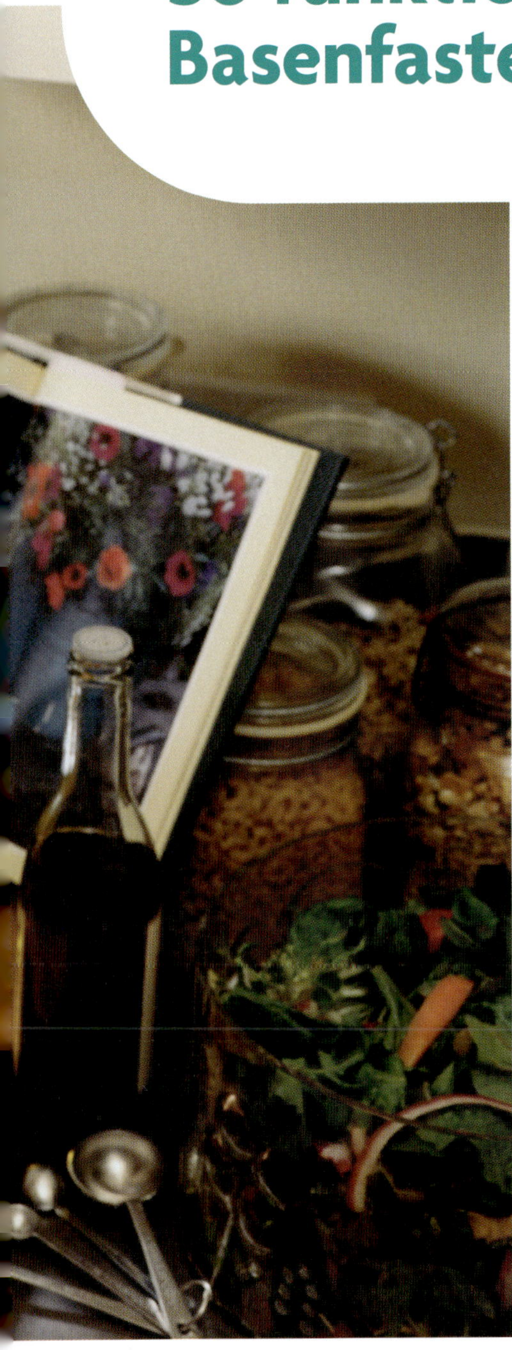

Reicht denn Basenfasten alleine nicht aus, um gut zu entsäuern? Das kommt ganz darauf an, wie sehr Sie entsäuern müssen, um wieder zu einem echten Wohlbefinden zu kommen. Basenfasten plus wird mit Schüßler-Salzen unterstützt und ist besonders vitalstoffreich – ganz ohne Vitamin- oder Mineralstofftabletten: *Das* Vitalstoff-Wellnessprogramm – einfach und effektiv.

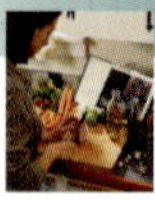

Die Basenfasten-Basics

Die Basics sind die Grundlage jeder Basenfastenkur – natürlich auch der Basenfasten-plus-Kur. Sie finden Sie deshalb in all unseren Büchern. Wenn Sie die Basics bereits kennen, lesen Sie einfach weiter ab Seite 77.

Die Basenfasten-Basics sind die Grundlage jeder Basenfastenkur – natürlich auch der Basenfasten-plus-Kur. Sie zeigen Ihnen das Basenfasten-Ideal, das Sie anstreben sollten. Aber: Nobody's perfect und auch Sie müssen es nicht sein. Das würde nur Stress erzeugen und der macht bekanntlich sauer. Am besten betrachten Sie die Basics als Orientierung.

Die wichtigsten Basics sind 100% basische Ernährung und die Darmreinigung. Wenn Sie die Darmreinigung unter den Tisch fallen lassen, dann kommt es in den ersten Tagen gerne zu Blähungen und Verdauungsstörungen – auch Kopfschmerzen sind möglich. Vermeiden Sie diese Begleiterscheinungen lieber – Sie werden sich wohler fühlen.

Die Basics sind so zusammengestellt, dass Sie sich in der Basenfastenwoche wirklich wohlfühlen und optimal entsäuern können – vorausgesetzt Sie beachten sie.

Gut zu wissen

Die Basenfasten-Basics

- Motivation
- Ernährung: 100% basisch
- Genuss
- Trinken
- Darmreinigung
- Bewegung
- Erholung

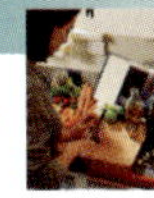

Motivation

Beginnen Sie eine Basenfastenwoche immer erst dann, wenn Sie merken, dass Sie richtig gut motiviert sind. Motivation garantiert Ihnen den größtmöglichen Erfolg. Wenn Sie während der Woche merken, dass Sie sich so gar nicht selbst motivieren können, dann ist es manchmal besser, zu einem späteren Zeitpunkt noch einmal zu starten, wenn Sie Ihren inneren Schweinehund besser überwinden können.

TIPP

Gut motiviert ist Basenfasten ein Kinderspiel.

Ernährung: 100 % basisch

Dieses Basic ist ein absolutes Muss. Durch die 100% basische Kost kommt es zur optimalen Entsäuerung und dadurch unterscheidet sich Basenfasten von all den Säure-Basen-Diäten, die auf dem Markt sind. Basenfasten ist 100% basenbildend – ohne Kompromisse. Die 100% basischen Rezepte in diesem und unseren anderen Büchern liefern Ihnen jede Menge Ideen und passen in jede Lebenssituation.

Genuss

Während einer Basenfastenwoche geht es auch um die Erfahrung, dass „nur Obst und Gemüse essen" nicht doof und langweilig ist. Im Gegenteil, naturbelassen zubereitetes Obst und Gemüse ist Genuss pur. Wenn Sie dazu noch gut und langsam kauen, dann steigern sie damit den Genuss des Essens und entlasten gleichzeitig Ihre Verdauungsorgane.

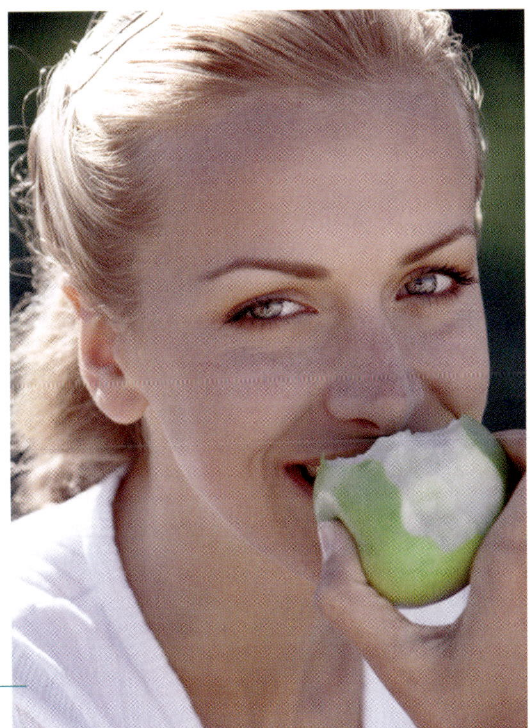

Das A & O jeder Basenfastenkur: 100% basischer Genuss

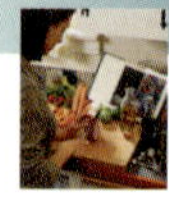

Trinken

Trinken ist das A und O jeder Fastenkur, auch des Basenfastens: 2,5–3 Liter reines Quellwasser oder stark verdünnte Kräutertees durchspülen die Lymphe, das Bindegewebe und die Nieren. Welches Quellwasser Sie verwenden, das hängt von ihrem Geschmack und von Ihren gesundheitlichen Ansprüchen ab. Einige Sorten, die es vorwiegend in Reformhäusern und Naturkostläden gibt, unterstützen die Entgiftung – wie etwa Lauretana, ein besonderes Wasser aus dem Monte Rosa Massiv, das ohne Druck abgefüllt wird und die Nierentätigkeit stark anregt. Doch auch herkömmliche Quellwässer sind o. k., solange sie ohne Kohlensäurezusatz sind.

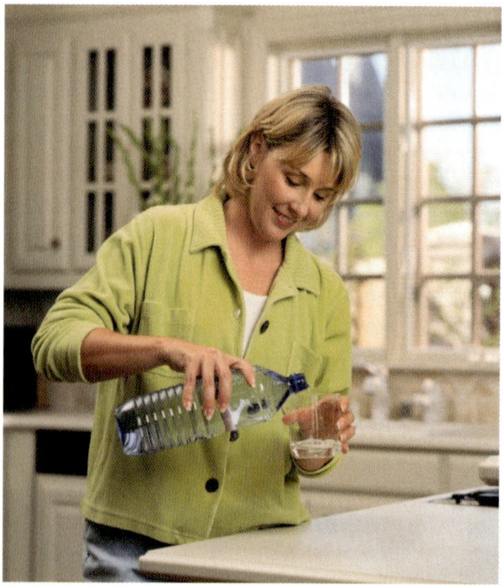

Sie können Ihre erforderliche Trinkmenge aber auch mit Kräutertee abdecken – allerdings mit stark verdünntem: Ein Beutel Tee auf ein Liter Wasser. Als Teesorten kommen alle Kräutermischungen in Frage, die wirklich nur aus einheimischen Kräutern bestehen – ohne Zusätze. Bitte verwenden Sie keine Einzelteesorten wie Pfefferminztee oder Kamillentee in größeren Mengen, da sie in höheren Konzentrationen Arzneiwirkung haben. Ebenfalls vermeiden sollten Sie Tee, der Früchte, Roiboos oder Aromastoffe enthält – Früchtetees machen sauer!

Gut zu wissen

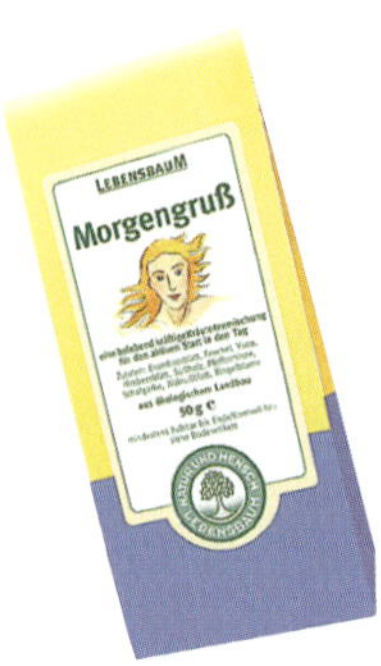

Beispiele für empfehlenswerte Fertigtees

- Morgengruß, Kräutertraum und Abendtraum der Firma Lebensbaum
- Everstaler 24 Kräutertee
- Basen-Balance-Tee von Salus

Darmreinigung

Darmreinigung ist der erste Schritt, um im Körper aufzuräumen. Die meisten Menschen tragen eine Menge unverdaute Altlasten mit sich herum – schmeißen Sie die Altlasten einfach raus und entrümpeln Sie Ihren Darm! Wie – das können Sie sich aussuchen: Ob mit Glaubersalz, Bittersalz, Einläufen oder mit Colon-Hydro-Therapie – Hauptsache, der Darm wird gründlich gereinigt. Bitte entleeren Sie Ihren Darm mit einer dieser Methoden auch dann, wenn Sie täglich Stuhlgang haben. Während der Basenfastenwoche ist es empfehlenswert, den Darm alle 2–3 Tage zu reinigen.

Wenn Sie dieses Basic unter den Tisch fallen lassen, reagiert Ihr Darm möglicherweise mit Blähungen oder Verdauungsstörungen und das belastet wiederum unnötigerweise den Stoffwechsel.

INFO

Darmreinigung macht fit, stärkt das Immunsystem und verbessert das Hautbild.

Darmreinigung mit Glaubersalz

Glaubersalz, das wohl bekannteste Darmreinigungsmittel für Fastenkuren, ist chemisch gesehen Natriumsulfat (Natrium sulfuricum) und in allen Apotheken erhältlich. Wenn Sie den Geschmack von Glaubersalz nicht mögen, dann können Sie es mit Bittersalz („F. X.-Passage-Salz") aus der Apotheke versuchen.

Achten Sie darauf, dass Sie in den ersten Stunden nach der Einnahme zu Hause sind und keine Termine haben, denn die Stuhlentleerung kann unvorhersehbar und plötzlich erfolgen. Eine freie Toilette sollte daher immer in Ihrer Nähe sein. Nehmen Sie es auch nicht zu spät abends ein – es könnte die ganze Nacht im Darm rumoren. Glaubersalz reizt die Darmschleimhäute und sollte von Menschen mit empfindlichem Darm nicht genommen werden.

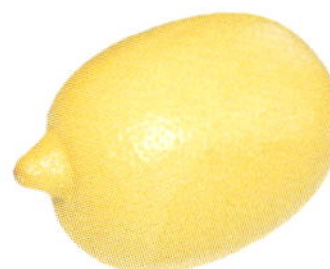

Einige Spritzer Zitronensaft machen den Glaubersalz-Trunk genießbarer.

Gut zu wissen

Anwendung von Glaubersalz

Lösen Sie 40 g Glaubersalz in 1/2 l Wasser auf, geben Sie etwas Zitronensaft dazu und trinken Sie die Lösung langsam. Trinken Sie danach reichlich Wasser oder Kräutertee.
Die Darmentleerung sollte innerhalb der folgenden 1–3 Stunden erfolgen. Ist das nicht der Fall, dann warten Sie 8–12 Stunden ab und wiederholen Sie die Einnahme gegebenenfalls.

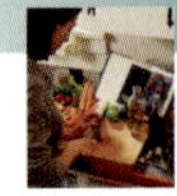

Darmreinigung mit Einläufen

Diese Darmreinigungsmethode ist leicht zu praktizieren und auch für Eilige gut geeignet, denn er ist gut planbar – im Gegensatz zu Glauber- und Bittersalz. Ein Einlauf wird mit einem Irrigator durchgeführt, den Sie in der Apotheke erhalten.

Gut zu wissen

Wie funktioniert ein Einlauf?

Füllen Sie den Irrigator mit 2 Liter warmem Wasser (Temperatur 36–37 °C). Legen Sie sich in Seitenlage auf ein Handtuch. Fetten Sie das Einführrohr mit etwas Vaseline oder einer anderen unparfümierten Fettcreme ein und führen Sie das Rohr wenige Zentimeter in den After ein. Nun öffnen Sie den Zulaufhahn des Irrigators und lassen das warme Wasser so lange langsam vom Enddarm aus in den Dickdarm einlaufen, bis ein starker Entleerungsdrang eintritt. Das kann bereits mit einer kleinen Wassermenge der Fall sein – jeder Darm reagiert hier etwas anders. Wenn Sie merken, dass der Druck auf die Darmwand zu stark wird und Sie das Wasser nicht mehr halten können, dann geben Sie diesem Druck nach und gehen Sie auf die Toilette. Wiederholen Sie diesen Vorgang so lange, bis sich Ihr Darm leer und gut anfühlt. Meist werden dazu 2–3 Liter Wasser benötigt.

Eine leichte Bauchmassage unterstützt den Reinigungsvorgang zusätzlich. Massieren Sie dabei mit vom Blinddarm ausgehenden streichenden Bewegungen in Richtung Enddarm.

Wenn Sie Yoga beherrschen, können Sie, wenn der Darm viel Wasser aufgenommen hat, die Yogaübung „die Kerze“ machen und die Stellung einige Minuten beibehalten. Durch diese Übung gelangt das Wasser in die unteren Dickdarmabschnitte, so dass auch diese gereinigt werden.

Machen Sie bitte keine Zusätze in das Einlaufwasser! Wasser ist das beste Reinigungsmittel.

Darmreinigung mit Colon-Hydro-Therapie

Colon-Hydro-Therapie ist die effektivste Art der Darmreinigung. Bei dieser Methode wird der Dickdarm mit warmem gefilterten Wasser sanft gespült und dadurch sehr intensiv gereinigt. Das geschieht mit Hilfe eines Gerätes, dem so genannten Colon-Hydromat. Im Grunde ist es eine moderne und vor allem hygienische Form des alt bekannten Einlaufs.

Wie funktioniert die CHT?

Gut zu wissen

Der Patient liegt dabei bequem in Rückenlage auf einer Behandlungsliege und in den Darm fließt über ein geschlossenes System (mit sterilem Einmaleinführbesteck) warmes, filtriertes Wasser. Der Darminhalt wird durch einen Abflussschlauch geruchfrei ausgeleitet. Während der gesamten Spüldauer von 35–50 Minuten ist ein erfahrener Therapeut anwesend, der das Gerät bedient und eine gründliche Darmmassage ausführt. Der Behandlungsdruck wird ständig überwacht und die Behandlungstemperatur beträgt in der Regel 36–37 °C, entsprechend der Normaltemperatur des Darmes. Lediglich bei sehr reaktionsträgem Darm kann der Therapeut die Temperatur für kurze Zeit geringfügig erniedrigen, um einen „Kneipp-Effekt" zu erzielen. Der Behandlungsdruck liegt meist bei 50 Millibar, wird aber je nach Empfindlichkeit des Patienten individuell eingestellt. Durch den Wasserdruck wird ein leichter Massageeffekt erzeugt, der durch die Bauchmassage des Therapeuten noch verstärkt wird.

Der Darm wird auf diese Weise zur Entleerung angeregt und es lösen sich oft selbst alte Kotreste. Durch die Entsorgung der alten Ablagerungen werden der Stoffwechsel und das Immunsystem gleichermaßen angeregt. Und: Das Hautbild verbessert sich.

INFO

Weitere Infos und Therapeutenliste unter: www.bcht.de

Bitte beachten Sie, dass Colon-Hydro-Therapie für Frauen in der Schwangerschaft und Stillzeit nicht geeignet ist. Auch für Menschen mit schwerem Verlauf bestimmter chronischer Erkrankungen ist diese Therapie nur nach eingehender Untersuchung und Rücksprache mit dem behandelnden Arzt anzuraten. Generell gilt: Bei sachgemäßer Anwendung ist die Colon-Hydro-Therapie eine sinnvolle und ungefährliche Therapie.

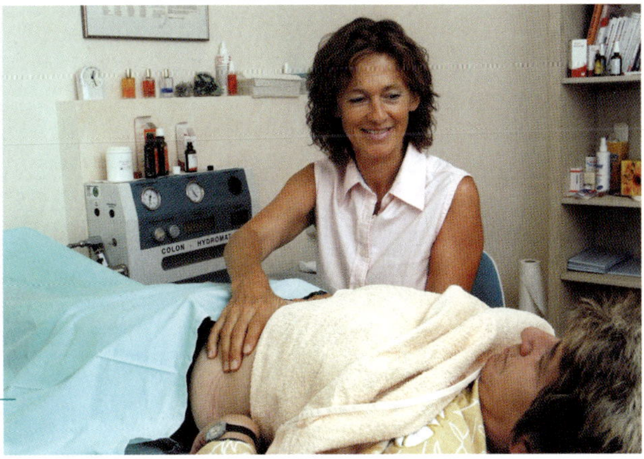

Die Colon-Hydro-Therapie wird durch eine Darmmassage unterstützt.

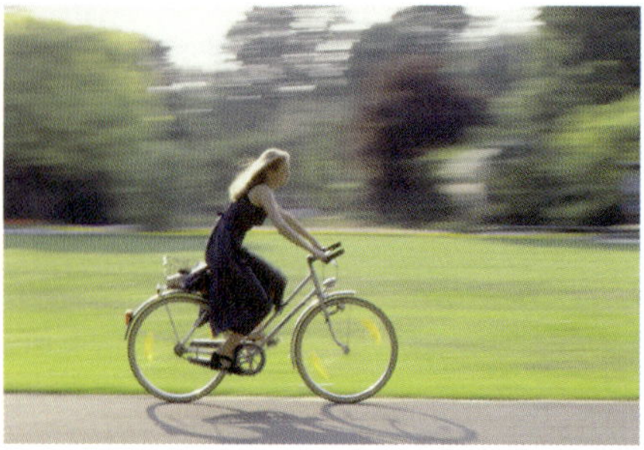

Täglich 30 bis 45 Minuten körperliche Bewegung sind ideal!

Bewegung

Bewegen Sie sich regelmäßig – am besten täglich und das nicht nur während der Basenfastenwoche. Leider bewegen sich die meisten Menschen viel zu wenig. Gewöhnen Sie sich ein Bewegungsprogramm an – das kann im Sommer anders aussehen als im Winter. Bewegungsmuffel sind out. Und wenn Sie nur täglich 30 Minuten einen Spaziergang machen – das ist schon ein Anfang. Wenn Sie sich erst einmal daran gewöhnt haben, dann vermissen Sie Ihre tägliche Bewegung, wenn Sie einmal keine Zeit dazu haben. Ob Sie Ihr Bewegungsprogramm morgens, mittags oder abends einplanen, das ist im Prinzip egal. Planen Sie so, wie es für Sie auch realisierbar ist und in Ihren Tagesablauf passt.

Wenn Sie es absolut nicht schaffen, sich aus dem Haus zu bewegen, dann sind 30 Minuten Gymnastik ebenfalls eine gute Alternative.

Erholung

TIPP

Tägliche Erholung durch ausreichenden nächtlichen Schlaf.

Was nützt es, wenn Sie sich superbasisch ernähren und sich jeden Tag sportlich bestätigen, aber keine Zeit für Erholung und ausreichenden Schlaf haben? Wenig. Erholung ist ein ganz wichtiger Baustein einer Entsäuerungskur. Wie kann das im heutigen stressüberfüllten Leben funktionieren? Ganz einfach. Ändern Sie in der Basenfastenwoche einmal Ihre Gewohnheiten. Gehen Sie früher zu Bett, lesen Sie abends in einem schönen Buch, stöbern Sie in alten Urlaubsfotos, legen Sie sich in die Badewanne, machen Sie einen Massagetermin aus ... Es gibt unzählige Möglichkeiten, sich vom Alltag zu erholen. Erholung beschleunigt die Entsäuerung und Schlaf ist die einfachste und billigste Erholungsmethode – 8 bis 9 Stunden pro Nacht sind ideal.

Wenn Sie vor dem Zubettgehen am Abend ein Basenbad machen – wie das Bullrich's Vital Wellnessbad – dann erzielen Sie damit einen doppelten Effekt: Das Basenbad wirkt entspannend und beschleunigt den Entsäuerungsprozess. Bullrich's Vital Wellnessbad ist ein basisches Mineralstoffbad, das herrlich nach Waldkräutern duftet.

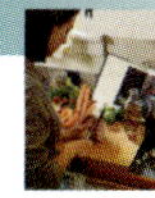

Die 10 goldenen Wacker-Regeln

Diese Regeln, die Sie auch in unseren ersten Büchern finden, helfen Ihnen, Basenfasten wirklich zu einem Gesundheitserlebnis zu machen. Wenn Sie diese Regeln beachten, vertragen Sie die basischen Lebensmittel viel besser, als wenn Sie alles wild durcheinander essen. Denn, beim Basenfasten kommt es nicht nur auf das „Obst-und-Gemüse-Essen“ an, sondern vor allem auf das „Wie“ und auf das „Wann“: Viele Basenfaster machen z. B. den Fehler, sehr unregelmäßig zu essen. Besonders Berufstätige neigen dazu, morgens ein wenig Obst zu essen und dann den ganzen Tag nur zu trinken, weil plötzlich wichtige Geschäftstermine dazwischen gekommen sind. Am Abend überfällt sie dann der Hunger und sie essen dann eine große Gemüseportion. Am nächsten Tag essen sie dann drei Mahlzeiten, am übernächsten wieder nur zwei. Solche Unregelmäßigkeiten sind für eine optimale Entsäuerung gar nicht gut. Beim Basenfasten wird der Stoffwechsel bewusst nicht auf Fastenstoffwechsel umgeschaltet. Drei 100 % basische Mahlzeiten führen zur Entsäuerung – bei normal arbeitendem Stoffwechsel. Unregelmäßigkeiten stören diesen Prozess. Auch hier können Blähungen eine mögliche Folge sein. Deshalb: Nehmen Sie Ihre Mahlzeiten wirklich regelmäßig ein!

Regel 1

Essen Sie Rohkost nur, wenn Sie diese vertragen.

Dass Rohkost gesund ist, weiß jeder. Wenn Sie Rohkost aber nicht gut verdauen können, dann belastet das Ihren Darm und das ist nicht gesund. Achten Sie deshalb genau auf Ihren Körper: Wenn Sie oft mit Blähungen oder Schmerzen auf Rohes reagieren, dann sollten Sie die Gemüse lieber schonend dünsten. Wenn Sie unempfindlich sind, dann können sie rohes Obst und Gemüse nach Herzenslust – bis 14 Uhr – verzehren.

Regel 2

Essen Sie Rohkost nur bis 14 Uhr!

Und damit folgt die 2. Wacker-Regel: Nach 14 Uhr behindert Rohkost die Leber bei ihren internen Stoffwechselarbeiten und ist dadurch schwerer verdaulich. Gesunde merken das nicht direkt.

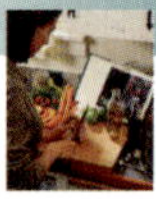

Darmempfindliche spüren das jedoch in Form von Blähungen, Verstopfung oder Durchfall. Essen Sie Obst immer nur auf nüchternen Magen – also zum Frühstück.

☞ **Regel 3**

Essen Sie nach 18 Uhr nichts mehr.

Was nach 18 Uhr gegessen wird, geht auf die Hüften und es überfordert die Leber. Der interne Stoffwechsel der Leber ist in der Nacht besonders aktiv und kann, wenn er nicht durch zusätzliche Mahlzeiten gestört wird, nachts für Ihre Entgiftung sorgen. So arbeitet Ihr Körper für Sie – während Sie schlafen.

☞ **Regel 4**

So naturbelassen wie möglich!

Da beim Erhitzen Vitalstoffe verloren gehen, ist es wichtig, dass Sie Ihre Gemüsegerichte besonders schonend zubereiten. Lassen Sie Gemüse nie ganz weich werden und braten Sie nicht zu viel. Am schonendsten können Sie Gemüse im „Gemüsedämpfer“ zubereiten. Das ist ein Edelstahltopf mit einem Siebeinsatz, in dem das Gemüse nicht im Wasser liegt, sondern nur durch den Dampf gegart wird. Das schont die Vitalstoffe und erhält dadurch das volle Gemüsearoma. Und: Es geht ganz schnell.

☞ **Regel 5**

Essen Sie nicht zu viel!

Die Faustregel heißt: Essen Sie so wenig wie möglich und nur so viel wie nötig! Und wenn es noch so basisch ist – zu viel ist immer ungesund. Versuchen Sie langsam und bewusst zu essen und kauen Sie sehr gründlich. Auf diese Weise verhindern Sie, dass Sie Ihr Essen hinunterschlingen und nicht merken, wann Sie eigentlich schon satt sind. Ich schreibe nicht vor, wie viel Sie essen, denn eines der Basenfastenziele ist, dass Sie Ihre Wohlfühlessmenge selbst herausfinden. Wenn Sie das schaffen, dann wird Basenfasten für Sie zu einem echten Gesundheitserlebnis.

☞ **Regel 6**

Bitte keine wilden Mischungen!

Simplify your life – das sollte auch für die Küche gelten. Je weniger Nahrungsmittel Sie mischen, umso intensiver können Sie den Geschmack der Zubereitung erleben. Das ist ein anderer Kick für die Geschmacksnerven – der pure Geschmack der Natur. Deshalb: Verwenden Sie pro Mahlzeit möglichst nur zwei oder drei Obst- oder Gemüsesorten.

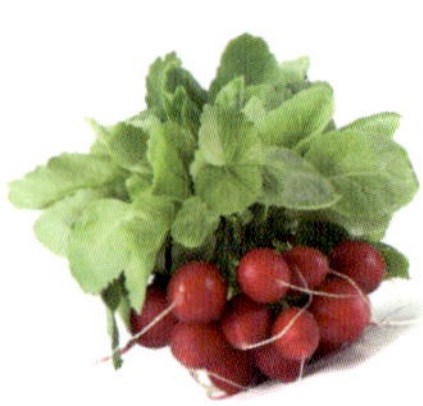

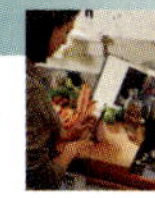

Verwenden Sie Gewürze sparsam!

Regel 7

Wenn Sie zu stark würzen, irritieren Sie damit Ihre Geschmacksnerven – das lässt Sie unter anderem das Gefühl für Sättigung verlieren. Das ist auch der Grund, weshalb ich den intensiven Knoblauch trotz seiner vielfältigen Gesundheitswirkung beim Basenfasten nicht empfehle. Knoblauch übertönt durch die enthaltenen Sulfide jeden Gemüsegeschmack.
Kräuter – vor allem frische Kräuter – sind die optimalen Würzmittel. Würzen Sie Ihre Speisen zunächst mit Kräutern und schmecken Sie dann mit Meersalz oder einem anderen Salz ab. So halten Sie den Salzverbrauch niedrig. Kräutersalzmischungen sind ebenfalls empfehlenswert. Auch frische Sprossen dienen der Geschmacksverfeinerung.

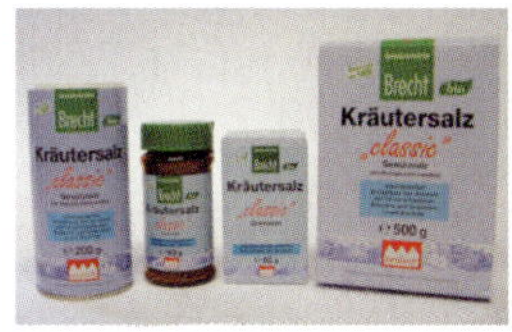

Essen Sie nur die 100% basischen Lebensmittel, die Sie auch mögen.

Regel 8

Ideal: Gehen Sie auf den Wochenmarkt, lassen Sie sich von den verlockenden Obst- und Gemüseangeboten der Saison verführen und kaufen Sie aus dem Bauch heraus die Sorten, auf die Sie spontan Lust haben. Mir geht es meist so: Ich stelle mir zu Hause ein leckeres Gemüsegericht vor, finde dann aber genau diese Gemüsesorte auf dem Markt nicht so frisch vor wie in meiner Vorstellung. Dafür liegt daneben ein anderes Gemüse, das mich sehr anspricht – das ich dann schließlich kaufe.

Essen Sie mehr Gemüse als Obst – und zwar nur reifes!

Regel 9

Nur reifes Obst und Gemüse wird basisch verstoffwechselt! Dies ist einer der Gründe, weshalb ich die Gemüse- und Obstsorten der Saison vorziehe. Sie finden hinter meinen Rezepten jeweils einen Hinweis, zu welcher Jahreszeit das Rezept passt. Unreifes kann bei Menschen mit empfindlichem Magen und Darm leicht zu Blähungen und Schmerzen führen. Achten Sie auch darauf, dass Sie deutlich mehr Gemüse als Obst essen – zu viel Obst kann ebenfalls zu Blähungen führen und es macht nicht lange satt. Generell gilt: 20% Obst – am besten zum Frühstück – und 80% Gemüse.

Kauen Sie gründlich

Regel 10

Gut gekaut ist halb verdaut und macht schneller satt. Erfahrungsgemäß ist es ein langer Prozess, bis Sie wirklich langsam und gut kauen. Deshalb: Üben, üben, üben. Gründlich kauen, das heißt ein 2 cm dicker Apfelschnitz sollte mindestens 30-mal gekaut werden. Wenn Sie das schaffen, dann verbessern Sie damit Ihre Verdauung.

Das Basometer plus

Sie finden in diesem Basometer plus alle beim Basenfasten erlaubten Lebensmittel. Damit Sie sich einen Überblick über die wichtigsten Vitalstoffgehalte verschaffen können, finden Sie hinter den Lebensmitteln jeweils die Vitamine und Mineralstoffe angegeben, die in besonders großer Menge darin enthalten sind. Wenn Sie keine Angabe vorfinden, dass Vitamine und Mineralstoffe in nicht besonders erwähnenswerten Mengen enthalten sind. Ein „*" bedeutet, dass mir keine genauen Angaben vorliegen.

Das Basometer ist eine Orientierung, damit Sie sehen können, wie gehaltvoll Basenfasten ist. Wenn Sie die Basenfastenwoche wirklich abwechslungsreich gestalten, dann mangelt es Ihnen an keinem Vitalstoff. Meine Bitte an Sie: Machen Sie sich mit dieser Tabelle keinen Stress und begehen Sie keine Erbsen- bzw. Vitalstoffzählerei. Essen Sie während der Basenfastenwoche einfach bunt – heute einen Salat mit Kapuzinerkresseblüten, morgen einen Rote-Beete-Salat, übermorgen einen Rukolasalat mit vielen Kräutern und frischen Sprossen. Und: Kauen Sie langsam und gründlich. So sind Ihnen die Vitalstoffe sicher.

INFO

Alle basischen Lebensmittel enthalten eine unüberschaubare Vielfalt an bioaktiven Stoffen (s. auch Seite 32 f).

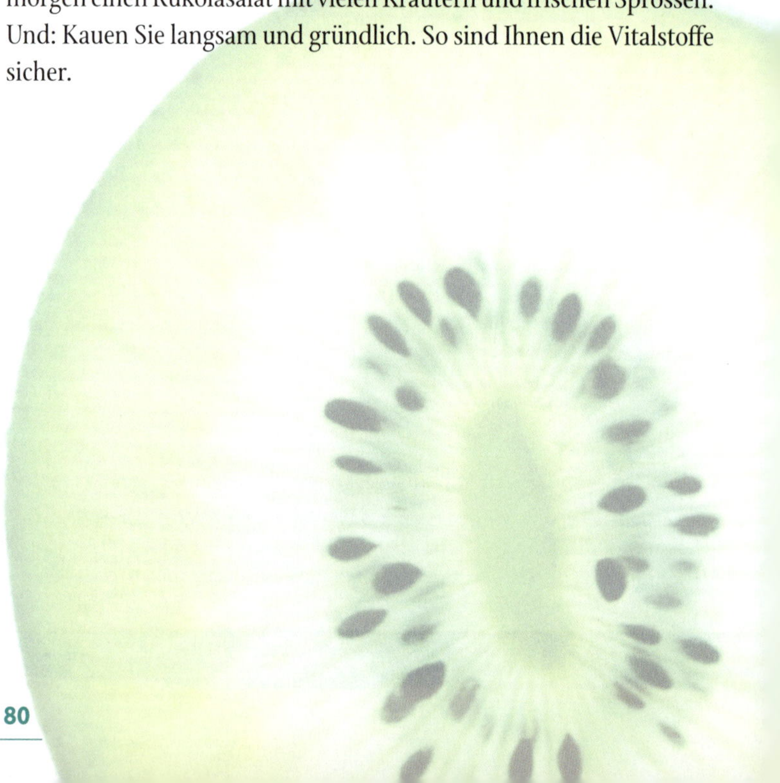

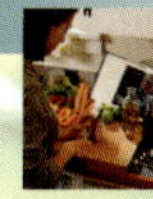

Obst

Obst	Plus
Äpfel	
Ananas	Mangan
Aprikosen	Kalium, Vitamin A
Avocado	Kupfer, Kalium, Magnesium, Vitamin B_6
Bananen	Kalium, Magnesium, Silizium, Vitamin B_6
Baumerdbeeren (Tamarillos)	*
Birnen	Kalium, Eisen
Brombeeren	Mangan
Clementinen	Vitamin C
Datteln, frische	Kalium, Kalzium, Magnesium, Eisen, Kupfer
Esskastanien	Eisen
Erdbeeren	Eisen; Vorsicht: Immer sehr gespritzt!
Feigen	Kalium, Kalzium, Eisen
Granatapfel	Kalium
Grapefruit	Vitamin C
Guave	Kalium, Eisen, Vitamin C
Heidelbeeren	Eisen, Mangan
Himbeeren	Eisen, Mangan
Honigmelonen	Eisen, Vitamin A
Jostabeeren	Vitamin C
Kakifrucht	Mangan, Vitamin A
Kapstachelbeeren (Physalis)	*
Kirschen, sauer und süß	Folsäure
Kiwis	Kalium, Magnesium, Eisen, Zink, Vitamin C
Limette	Vitamin C
Litschis	
Mandarine	Vitamin C
Mangos	Eisen, Vitamin A
Maracuja (Passionsfrucht)	Kalium, Magnesium, Eisen
Maronen	s. Esskastanien
Melonen	
Minneolas (Orangen-mandarine)	Vitamin C
Mirabellen	Eisen
Nektarinen	Vitamin C
Oliven	Kalzium, Eisen; sehr basisch
Orangen	Vitamin C
Pampelmuse	Vitamin C
Papayas	Magnesium, Eisen, Vitamin C
Passionsfrucht	s. Maracuja
Pfirsiche	Eisen
Pflaumen	Kalium, Eisen
Preiselbeeren	Kupfer, Mangan
Quitten	Eisen
Renekloden	Kalium, Eisen
Rosinen	Kalium, Mangan, Eisen
Rote Johannis-beeren	Kalium, Eisen, Mangan
Sanddornbeeren	Magnesium, Vitamin C
Satsumas	Vitamin C
Sauerkirschen	Folsäure
Schwarze Johannisbeeren	Kalium, Eisen, Mangan, Vitamin C
Stachelbeeren	Eisen
Wassermelonen	
Weintrauben, weiß und rot	Vorsicht: Immer sehr gespritzt!
Zitronen	Kupfer, Vitamin C
Zwetschgen	Eisen

Trockenobst, ungeschwefelt

Generell enthält Trockenobst Vitalstoffe in konzentrierterer Form – besonders hoch ist der Gehalt an Kalium, Magnesium und Eisen. Mittlerweile gibt es in Reformhäusern und Naturkostläden eine große Auswahl an getrockneten Obstsorten: Mango, Ananas, Papaya, Banane, Beeren, Äpfel, Feigen, Pflaumen usw. Leider liegen nicht für alle Sorten Angaben zum Vitalstoffgehalte vor.

Besonders nährstoffreiche Trockenobstsorten

Obst	Plus
Aprikose	Kalium, Eisen, Mangan
Banane	Kalium, Magnesium, Eisen, Mangan
Birne	Eisen, Zink
Brombeeren	Magnesium, Eisen, Zink, Mangan
Feigen	Eisen, Zink
Pfirsich	Kalium, Eisen

Bitte beachten Sie: Nicht nur der Vitalstoffgehalt konzentriert sich, auch der Schadstoffgehalt. Deshalb: Verwenden Sie Trockenfrüchte aus biologischem Anbau, die in der Regel auch ungeschwefelt sind. Schwefelung macht sauer.

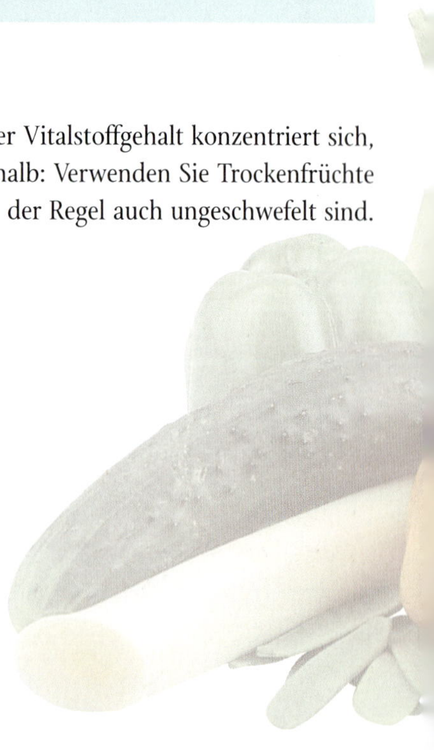

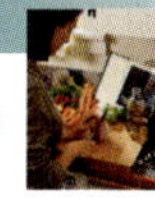

Gemüse und Pilze

Gemüse	Plus
Auberginen	Kalium, Magnesium
Bleichsellerie	s. Staudensellerie
Blumenkohl	Kalium, Vitamin C, K, B
Bohnen, grüne	Kalium, Magnesium, Eisen, Mangan, Molybdän, Silizium
Brokkoli	Kalium, Kalzium, Magnesium, Eisen, Zink, Mangan, Jod, Vitamin C, A, K, B, Folsäure
Butterrüben	Kalium, Eisen
Carli-Paprika	Eisen, Vitamin C
Chinakohl	Vitamin C
Chicoree, roter und weißer	Vitamin A
Dolma-Paprika	Vitamin C
Eiszapfen	
Erbsen, frisch	Vitamin B, Folsäure
Fenchel	Kalium, Kalzium, Magnesium, Eisen, Mangan, Vitamin C
Frühlingszwiebeln	Kalium, Zink, Mangan
Grünkohl	Kalium, Kalzium, Magnesium, Eisen, Mangan, Vitamin A, E, B, sehr viel Vitamin K, Folsäure
Gurke	
Karotten	Kalium, Kalzium, Eisen, Mangan, Vitamin A
Kartoffeln	Kalium, Kupfer, Vitamine der B-Gruppe
Knollensellerie	Kalium, Kalzium, Vitamin B, Folsäure
Kohlrabi	Eisen, Selen, Fohlsäure
Kürbisarten	Kalium, Eisen, Mangan, Vitamin A

Gemüse	Plus
Lauch	Kalium, Kalzium, Magnesium, Eisen, Mangan, Silizium, Vitamin B, C, Folsäure
Mangold	Magnesium, Kalzium, Eisen, Mangan, Fluor, Vitamin A, B, C
Navets-Rübchen (weiße Rübchen, Teltower Rübchen)	Kalium, Kalzium, Vitamin C
Okraschoten	Kalium, Kalzium, Magnesium, Eisen, Kupfer, Mangan
Paprika	Kalium, Eisen, Vitamin C, A, E
Pastinaken	Kalium, Kalzium, Magnesium, Eisen, Zink, Mangan
Petersilienwurzel	Kalium, Eisen, Kupfer, Fluor
Porree	s. Lauch
Radieschen	Kalium, Eisen, Kupfer, Fluor, Vitamin C
Rettich	Kalium, Eisen
Romanesco (Blumenkohlart)	*
Rote Beete	Kalium, Magnesium, Eisen, Kupfer, Mangan, Folsäure
Rotkohl	Kalium, Kalzium, Magnesium
Schalotten	Kalium, Zink, Mangan
Schwarzer Rettich	Kalium, Eisen; sehr basisch
Schwarzwurzel	Kalium, Magnesium, Eisen, Kupfer, Zink, Mangan, Vitamin E, B
Spinat	Kalium, Kalzium, Magnesium, Eisen, Mangan, Fluor, Jod, Vitamin A,E, K, B, C

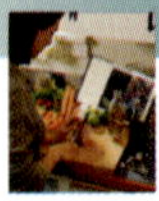

Gemüse	Plus
Spitzkohl	*
Staudensellerie (Bleichsellerie)	Kalium, Kalzium, Magnesium, Fluor, Vitamin A
Stielmus	*
Süßkartoffeln	Kalium, Eisen, Kupfer, Mangan, Vitamin B
Teltower Rübchen	s. Navets-Rübchen
Tomaten	Kalium, Vitamin C
Topinambur	Kalium, Magnesium, Eisen, Zink
Trüffelkartoffeln (blaue Kartoffeln)	*
Weißkohl	Kalium, Kalzium, Vitamin E, K
Wirsing	Kalium, Kalzium, Eisen, Mangan, Vitamin E, B, C
Zucchini	Kalium, Magnesium, Eisen
Zuckerschoten (Zuckererbsen)	Kalium, Kalzium, Magnesium, Eisen, Kupfer, Mangan
Zwiebeln	Kalium, Zink, Mangan

Pilze	Plus
Austernpilze	Vitamin B
Champignons	Kalium, Eisen, Kupfer, Jod, Vitamin D, B
Egerlinge	Kalium, Eisen, Kupfer, Jod
Herbsttrompeten	Kalium, Eisen, Kupfer, Jod, Fluor
Igel-Stachelbart (Pom-Pom blanc)	*
Kräuterseitling	Kalium, Eisen, Kupfer, Fluor
Limonenseitling	Kalium, Eisen, Kupfer, Fluor
Krause Glucke	*
Morcheln	Kalium, Eisen, Kupfer, Jod, Fluor, Mangan, Vitamin D
Pfifferlinge	Kalium, Eisen, Kupfer, Fluor, Mangan, Vitamin A, B, D
Portabella-Pilze	*
Rosenseitling	Kalium, Eisen, Kupfer, Fluor
Samtfußrüpli	Kalium, Eisen, Kupfer, Fluor
Semmelstoppler	*
Shiitake	Kalium, Eisen, Kupfer
Steinpilze	Kalium, Eisen, Kupfer, Jod, Fluor, Vitamin D, B
Trüffel	Kalium, Eisen, Kupfer, Jod, Fluor, Mangan

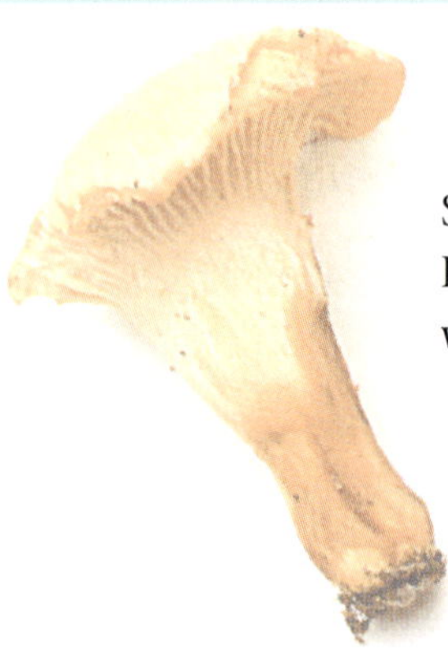

Spinat ist übrigens nicht der Champion unter den Eisenlieferanten. Kürbiskerne, Sesam und Thymian enthalten 2- bis 3-mal so viel Eisen wie die vergleichbare Menge an Spinat.

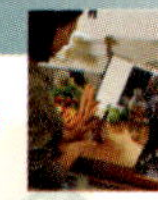

Salate, Kräuter

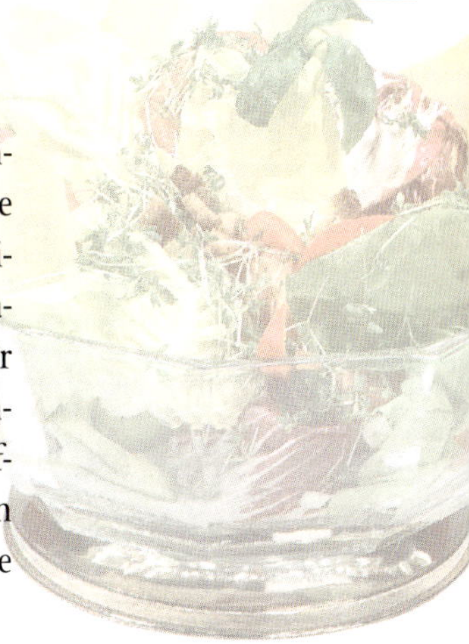

Für die meisten Salatsorten und Kräuter liegen keine detaillierten Angaben über ihren Vitalstoffgehalt vor. Aus den wenigen Angaben, die existieren, geht hervor, dass Kopfsalate eher normale Mengen an Mineralstoffen und sekundären Pflanzenstoffen aufweisen, Kräuter dagegen besonders reich an Mineralstoffen sind. Die Mittelmeerkräuter Thymian, Rosmarin und Oregano weisen zudem extrem hohe Eisenwerte auf. Kräuter sind zudem sehr reich an sekundären Pflanzenstoffen. Die meisten Kräuter fördern zudem die Verdauung, viele fördern die Bekömmlichkeit der Nahrung und einige wie Kapuzinerkresse und Schwarzkümmel wirken immunstimulierend.

Deshalb: Zu jeder Mahlzeit eine Extraportion Kräuter und Sprossen (s. auch Seite 87)! Verwenden Sie auch zu jeder Obstmahlzeit und zu jedem Saft ein wenig Minze oder Zitronenmelisse extra.

Salate, Kräuter	Plus
Basilikum	Kalium, Kalzium, Eisen, Zink, Mangan
Bataviasalat	*
Beinwell	*
Bibernell	*
Bohnenkraut	Eisen
Borretsch	Eisen
Brennnessel	Kalium, Kalzium, Magnesium, Eisen, Vitamin C
Brunnenkresse	Kalzium, Vitamin C
Chinakohl	
Chicoree, rot und weiß	Vitamin A
Dill	Kalzium, Eisen, Zink, Mangan
Eichblattsalat	*
Eisbergsalat	*
Eistropfensalat	Eisen

Salate, Kräuter	Plus
Endivien	Kalium, Eisen, Vitamin A
Feldsalat	Kalium, Eisen, Zink, Fluor, Jod, Vitamin A, Folsäure
Fenchelsamen	
Frische Sprossen	Vitamine, alle Mineralien
Friseesalat	*
Gänseblümchen	*
Gartenkresse	Kalium, Kalzium, Magnesium, Eisen, Mangan, Vitamin C
Glattpetersilie	Kalium, Kalzium, Eisen, Mangan, Kupfer, Zink, Silizium
Ingwer	Eisen, Kalium, Magnesium, Phosphor
Kamille	
Kapuzinerkresse	Kalzium, Eisen, Vitamin C
Kardamom	
Kerbel	

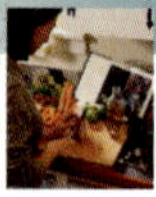

Salate, Kräuter	Plus
Kopfsalat	Vitamin A, K
Koriander	Entgiftend
Kreuzkümmel	
Kümmel	
Kurkuma	
Lattich	
Lavendelblüten	
Liebstöckel	Zink, Eisen
Löwenzahn	Kalium, Kalzium, Eisen, Mangan
Majoran	Eisen
Meerrettich	Kalium, Eisen
Melde (span. Spinat)	Eisen
Melisse	
Orchideensalat	
Oregano	Oregano
Petersilie	Kalium, Kalzium, Eisen, Mangan, Kupfer, Zink, Silizium, Vitamin K
Pfeffer	*
Pfeffer, grün	Vitamin C
Pfefferminze	
Postelein (Portulak)	Eisen, Magnesium
Radicchio	Eisen, Mangan
Romanasalat	
Rosmarin	Eisen
Rukola (Rauke)	Kalium, Kalzium, Eisen
Safran	
Salbei	Eisen
Sauerampfer	Eisen, Kalium, Magnesium, Zink
Schnittlauch	Eisen, Zink, Vitamin K
Schwarzkümmel	Immunstimulierend
Sellerieblätter	
Thymian	Eisen; der Eisengehalt von 50 g entspricht der empfohlenen Tagesmenge!
Winterkresse	
Ysop	Eisen
Zitronenmelisse	
Zitronenpfeffer	
Zitronenthymian	
Gewürze und Gewürzmischungen von Brecht (Reformhaus)	

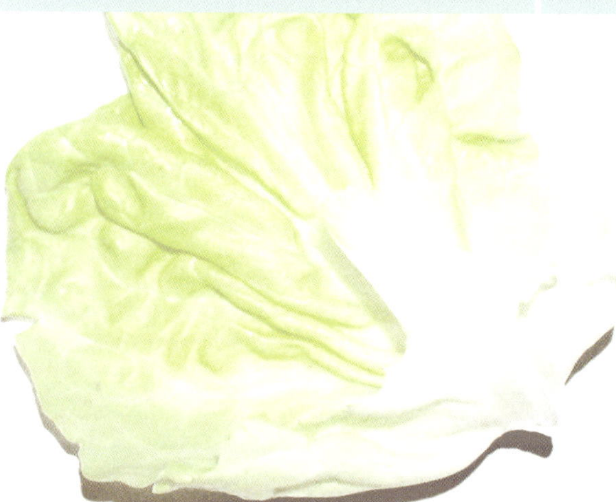

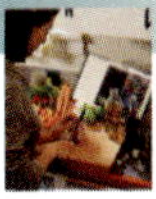

Sprossen und Keimlinge

Sie sind die ungeschlagenen Champions unter den Vitalstofflieferanten, denn durch den Keimprozess vervielfacht sich der Vitalstoffgehalt – frischer und ursprünglicher geht es nicht!

- Beispiel Weizen: Der Gehalt an Eiweiß, Kalzium, Eisen und Vitamin B_1 verdoppelt sich im Keimling, der Gehalt an Phosphor, Magnesium, Kupfer und Vitamin B_2 verdreifacht sich sogar.
- Beispiel Luzerne: Der Gehalt an Eiweiß, Magnesium und Vitamin B_1 verdoppelt sich, der Gehalt an Eisen und Vitamin A verzehnfacht sind und der Gehalt an Kalzium ist in den Keimlingen 20-mal so hoch!

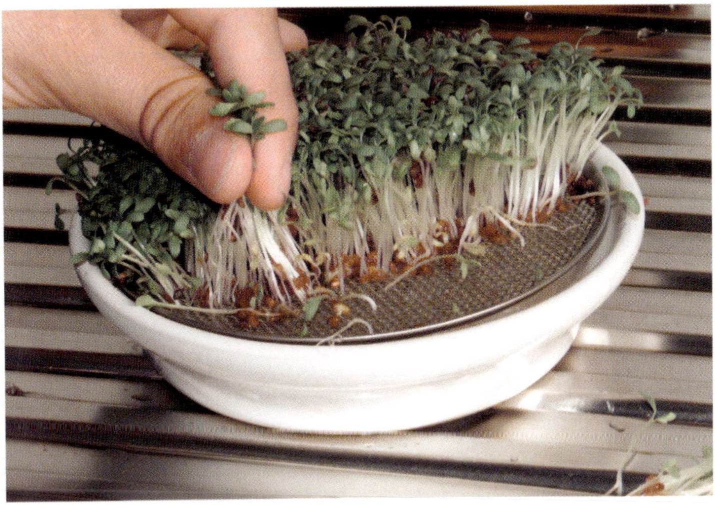

Sprossen und Keimlinge enthalten alle wichtigen Mineralstoffe, sekundären Pflanzenstoffe, Enzyme und Vitamine. Die Getreidesprossen enthalten zudem einen hohen Vitamin-B-Anteil. Bitte beachten Sie: In der gekeimten Form sind Getreide beim Basenfasten erlaubt – sonst nicht.

Wenn Sie sich die Sprossen regelmäßig selbst ziehen und Samen aus biologischem Anbau verwenden, dann haben Sie Ihren Vitalstoffhaushalt schnell im Griff. Die Sprossenzucht ist eigentlich ganz einfach – es gibt inzwischen unzählige Gefäße und Vorrichtungen dafür. Ich persönlich bevorzuge das Sprossenglas der Firma Eschenfelder – es ist leicht zu handhaben und leicht zu reinigen.

Gut zu wissen

Das alles können Sie keimen

- Alfalfa (Luzerne)
- Amaranth
- Bockshornklee
- Brokkoli: wirkt besonders entgiftend durch bioaktive Stoffe und Vitamin C
- Buchweizen
- Dinkel
- Gerste
- Hafer
- Hirse: enthält besonders viel Silizium
- Kichererbsen
- Kresse: enthält besonders viel Vitamin C
- Leinsamen: enthält viel ungesättigte Fettsäuren
- Linsen
- Mungobohnen: B-Vitamine, Vitamin A, C, E, Kalzium, Eisen, Kalium, Phosphor
- Radieschen
- Reis: gekeimter Reis enthält viel Vitamin C, B-Vitamine, Kalzium, Eisen, Zink, Kalium, Mangan, Phosphor
- Rettich: wirkt entgiftend und entschleimend
- Rukola
- Sesam, ungeschält: enthält besonders viel Kalzium
- Senf: wirkt entgiftend
- Sojabohnen
- Sonnenblumenkerne: enthalten viel ungesättigte Fettsäuren, B-Vitamine, Vitamin D, E, F und K, Proteine, Mangan, Kupfer, Phosphor
- Weizen: viel Vitamin B, Proteine

Mein Tipp für Anfänger: Beginnen Sie mit großen, leicht zu keimenden Samen, die nicht schleimen, wie Sonnenblumenkernen, Linsen, Kichererbsen. So haben Sie von Anfang an viel Freude an Ihren Keimlingen.

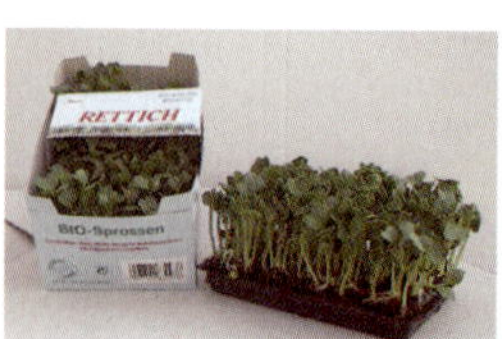

Es gibt aber auch immer mehr Firmen, die fertige Sprossen und Keimlinge anbieten, was natürlich viel bequemer ist. Bei Sprossen, die Sie in Geschäften oder auf dem Markt kaufen, müssen Sie aufpassen: Wenn Sie einige Tage alt sind, schimmeln sie gerne. Bei Keimlingen in einer Papierschale ist der Frischezustand leichter erkennbar.

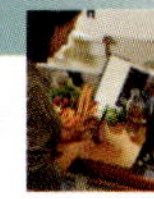

Sonstige Nahrungsmittel

So – nun wissen Sie, was Sie alles beim Basenfasten essen und trinken dürfen. Es ist doch eine Menge. Vieles kennen Sie vielleicht gar nicht – viel Spaß beim entdecken neuer Lebensmittel. Und nun kann es losgehen.

Nahrungsmittel	Plus
Algen	Jod, Kalzium
Blütenpollen	Vitalstoffkonzentrat
Erdmandelflocken (Chufas Nüssli/ Reformhaus)	ballaststoffreich
Frische Walnüsse	Magnesium, Mangan, Fluor
Kanne Brottrunk	B-Vitamine, Mangan, Aminosäuren, Brotmilchsäuren
Kürbiskerne	Magnesium, Eisen, Kupfer, Mangan
Leinsamen	Magnesium, Eisen, Mangan, Vitamin E
Mandeln	Kalzium, Magnesium, Eisen, Mangan, Vitamin E
Mandelmus	Kalzium, Magnesium, Eisen, Mangan
Mohnsamen	Magnesium, Eisen, Zink, Kupfer, Mangan
Ölsaatenmischung (Kürbiskerne, Sesam, Leinsamen, Sonnenblumenkerne/Reformhaus, Naturkostladen)	
Sesam	Kalzium, Magnesium, Eisen, Zink, Kupfer, Mangan
Sonnenblumenkerne	Magnesium, Eisen, Zink, Kupfer, Mangan, Vitamin E
Sonnenblumenkernmus	Magnesium, Eisen, Zink, Kupfer, Mangan
Tahin (Sesammus)	Kalzium, Magnesium, Eisen, Zink, Kupfer, Mangan
Olivenöl	ungesättigte Fettsäuren, Vitamin E, Vanadium
Sonnenblumenöl	ungesättigte Fettsäuren, Vitamin E, Vanadium
Rapsöl	ungesättigte Fettsäuren, Vitamin E
alle anderen kalt gepressten Öle	

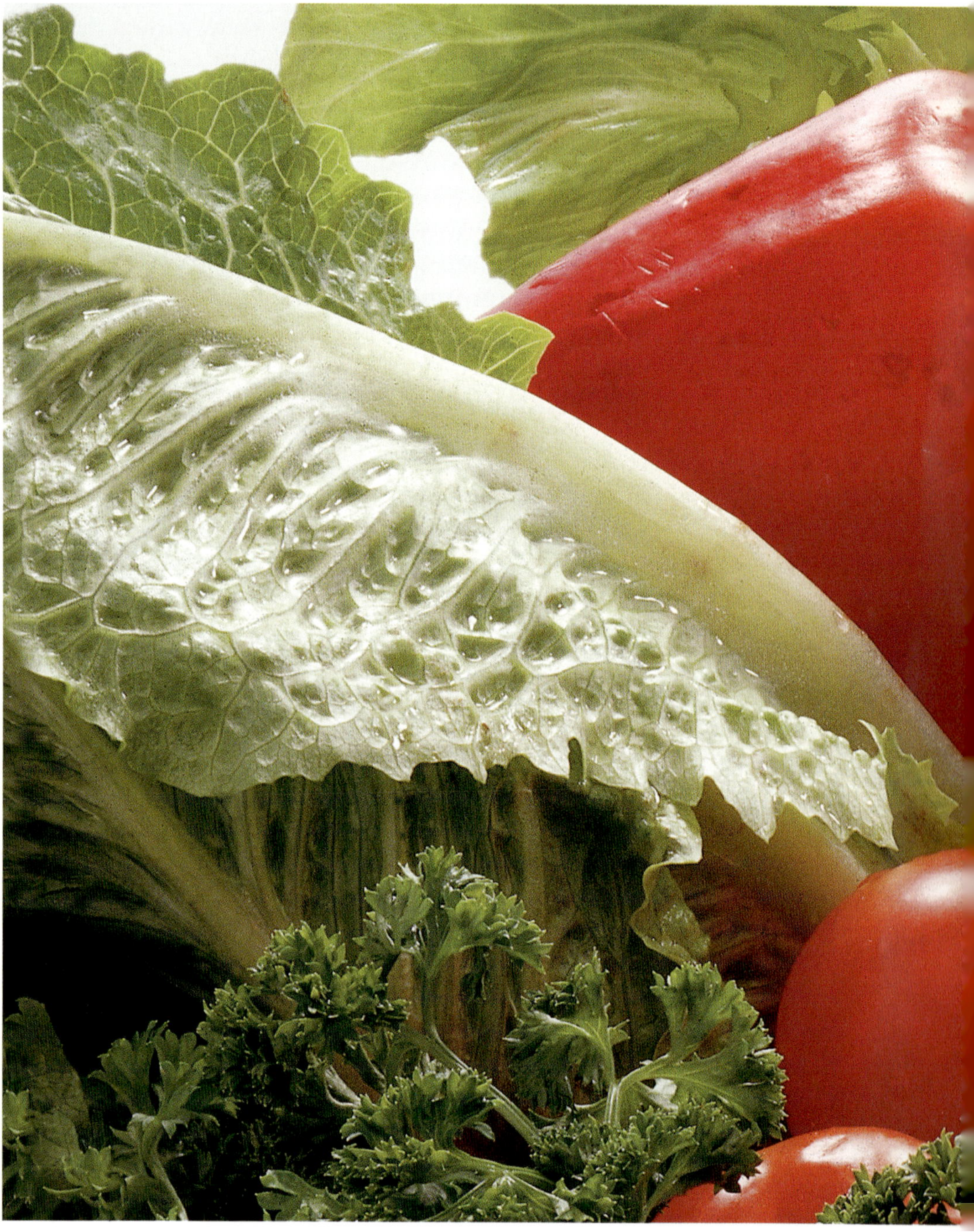

Rezepte für eine Entsäuerungswoche

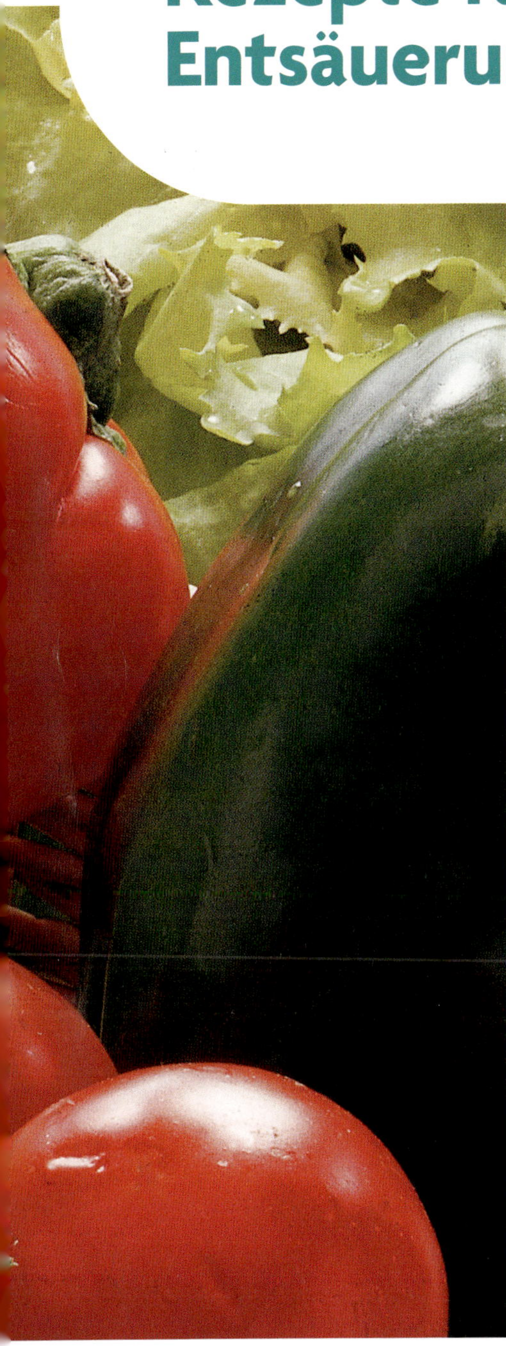

In diesem Kapitel finden Sie Rezeptvorschläge für eine 100% basische Woche. Das Schöne daran: Sie dürfen sich Ihre Rezepte selbst aussuchen und auch die Essmengen selbst bestimmen. Basenfasten funktioniert – ob Sie nun eine Kartoffel mehr oder weniger essen.
Wichtig ist, dass Sie sich an die Wacker-Regeln und an die 100% basische Kost halten: Essen Sie beim Basenfasten etwa 20% Obst und 80 % Gemüse. Planen Sie Ihre Rohkostgerichte zum Frühstück und Mittagessen ein und essen Sie am Abend ein gedünstetes Gemüsegericht oder eine Suppe.

Bemerkungen zur Rezeptauswahl

INFO

Die Buchstaben hinter den Rezepten geben die Jahreszeit an, zu der das Obst bzw. das Gemüse reif ist: F= Frühling, S= Sommer H= Herbst, W= Winter

Wie in allen meinen Büchern finden Sie im Rezeptteil dieses Buches auch wieder hinter jedem Rezept einen Hinweis auf die empfohlene Jahreszeit. Das ist ein ganz wesentlicher Punkt beim Basenfasten und ich kann meine Leser und Kursteilnehmer nur immer wieder bitten, die Jahreszeiten der Obst- und Gemüsesorten zu beachten!

Was passiert, wenn Sie das nicht einhalten? Schon möglich, dass Sie zunächst nichts direkt spüren. Es gibt aber Wirkungen im Stoffwechsel, die sich leider oft erst nach einiger Zeit bemerkbar machen. Unsere Stoffwechselleistungen verändern sich mit den Jahreszeiten. So ist unser Stoffwechsel im Sommer am aktivsten, was Sie am schnelleren Wachstum von Haaren und Nägeln beobachten können. Dass auch unser Gemüt im Sommer oft aufgehellter ist, hängt vermutlich mit der Stoffwechselaktivierung durch die vermehrte Sonneneinstrahlung zusammen. So ist auch unser Verdauungssystem im Sommer aktiver und kann mehr verdauen. Beeren, Tomaten und vor allem Rohkost sind deshalb im Sommer viel verträglicher. Die Früchte und Gemüse des Sommers verderben sehr schnell, sie haben einen hohen Vitamin- und Wassergehalt – beides ist nicht lagerfähig. Im Winter dagegen geht der Stoffwechsel auf Reserve, denn das Nahrungsangebot der Natur ist nur sehr gering. Die Gemüsesorten des Winters sind daher auf „Speicherung" eingestellt, denn sie müssen die Nährstoffe einen Winter lang halten.

Wenn Sie nach und nach versuchen, Ihre Ernährung auch außerhalb der Basenfastenzeit dem Angebot der jeweiligen Jahreszeit anzupassen, dann erleichtern Sie Ihrem Körper seine Stoffwechselaufgaben enorm und tragen damit zu Ihrer eigenen Gesundheit bei. Auf diese Weise essen Sie automatisch reifes Obst und Gemüse – entsprechend hoch ist der Vitalstoffgehalt.

INFO

Essen Sie die Obst- und Gemüsesorten, die zur Jahreszeit passen. Achten Sie darauf, dass Sie reif sind.

- **Für Einsteiger: „Gesundheitserlebnis Basenfasten“**

Wenn Sie das Bedürfnis haben, noch mehr rein basische Rezepte kennen zu lernen, dann ist unser Basisbuch: „Gesundheitserlebnis Basenfasten“ das ideale Buch für Sie. Sie finden dort über 80 rein basische Rezeptideen, für jeden Schwierigkeitsgrad und für alle Bedürfnisse. Sogar vier rein basische Menüvorschläge für Gäste, für jede Jahreszeit ein Menü, finden Sie in unserem Basisbuch. Diese Rezepte sind auch bestens geeignet für einen Basentag zwischendurch, wenn Sie hin und wieder einen rein basischen Entlastungstag einlegen möchten.

- **Für Eilige: „Basenfasten: Das 7-Tage-Erfolgsprogramm für Eilige“**

Gehören Sie auch zu den Menschen, die nie Zeit haben, schon gar nicht für sich selbst und für die eigene Gesundheit? Stopfen Sie sich tagtäglich mit schlechtem Gewissen ein schnelles vitalstoffarmes Brötchen in den Mund? Wissen Sie ganz genau, dass es so auf Dauer nicht weiter gehen kann? Würden Sie allzu gerne die Ernährung umstellen, wissen aber nicht, wie Sie das auch noch schaffen sollen? Dann ist dieses Buch das richtige für Sie und hat die richtigen Tipps und Rezeptideen parat. Hier erfahren Sie, wie Sie trotz aller Tücken eines stressigen Alltags erfolgreich basenfasten können.

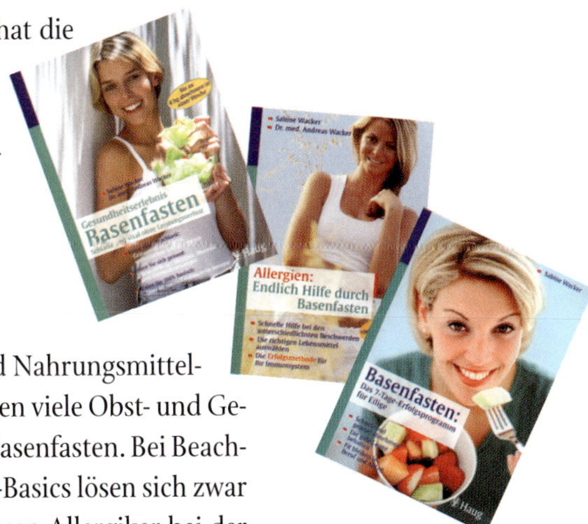

- **Für Allergiker: „Allergien: Endlich Hilfe durch Basenfasten“**

Wie funktioniert Basenfasten bei Allergien und Nahrungsmittelunverträglichkeiten? Gerade Allergiker vertragen viele Obst- und Gemüsesorten nicht und haben daher Scheu vor Basenfasten. Bei Beachten der 10 Wacker-Regeln und der Basenfasten-Basics lösen sich zwar diese Probleme oft von ganz alleine, doch müssen Allergiker bei der Auswahl der basischen Lebensmittel einiges beachten – je nach Art der Allergie oder Unverträglichkeit. Alles, was Allergiker beim Basenfasten beachten müssen, finden Sie in unserem Buch: „Allergien: Endlich Hilfe durch Basenfasten“

Das Basenfasten-plus-Programm

Das Basenfasten-plus-Programm ist mehr als nur eine Woche 100% basisch leben. Mit dem Basenfasten-plus-Programm sind Sie rundum mit lebenswichtigen Nährstoffen versorgt. Unterstützt mit den richtigen Schüßler-Salzen. Voraussetzung ist, dass Sie ihren Speiseplan aus den in Kapitel empfohlenen Rezepten abwechslungsreich gestalten.

Gut zu wissen

Das Basenfasten-plus-Programm

- Frühstück: Ideal ist eine kleine Obstmahlzeit – möglichst roh – oder ein frisch gepresster Saft
- Mittagessen: Ein bunter Rohkostsalat – auch Gemüse (roh oder gekocht)
- Abendessen: Eine Gemüsesuppe oder gekochtes Gemüse
- Zwischenmahlzeiten: Falls nötig Mandeln, Trockenfrüchte, Oliven
- Getränke: Trinken Sie 2–3 Liter pro Tag Quellwasser, warm oder kalt. Auch stark verdünnte Kräutertees sind erlaubt.
- Darmreinigung: Reinigen Sie den Darm alle 2–3 Tage mit Glaubersalz, mit einem Einlauf oder mit Colon-Hydro-Therapie.
- Bewegung: Legen Sie sich jeden Tag ein mindestens 30-minütiges Bewegungsprogramm zurecht: Laufen, Walken, Schwimmen oder Joggen
- Schüßler-Salze: Wählen Sie die ab Seite 116 empfohlene Kur zur allgemeinen Unterstützung der Entsäuerung oder eine individuelle Kur mit Schüßler-Salzen.
- Sonstige Maßnahmen: Entstressen Sie! Legen Sie sich abends in die Wanne mit einem Basenbad, vereinbaren Sie einen Massagetermin, gehen Sie in die Sauna.

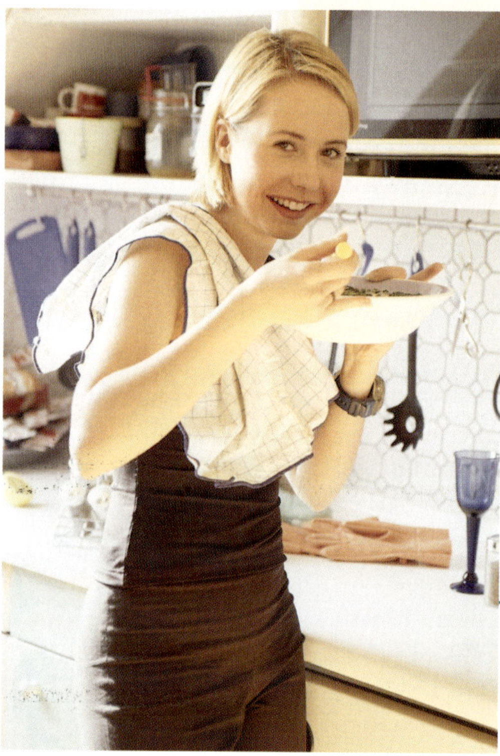

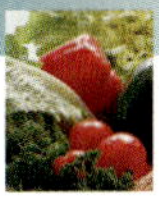

Basische Frühstücksideen

Die basischen Frühstücksideen sind so aufgebaut, dass für jeden Frühstückstyp etwas dabei ist: Für Morgenmuffel, für Wenigesser und für die ganz Hungrigen.

Für Morgenmuffel

Sie *müssen* nicht frühstücken, wenn Sie es nicht gewohnt sind. Es reicht, wenn Sie einen Becher heißes Wasser zur Anregung der Entgiftung und der Verdauungstätigkeit trinken. Auch ein Ingwertee ist ein gutes Morgengetränk. Essen Sie als 2. Frühstück einen Apfel, eine Banane oder eine Karotte.

Ingwertee

Von einem Stück frischer Ingwerwurzel (Gemüseabteilungen, Wochenmärkte) schneiden Sie ein 3–4 cm langes Stückchen ab, schälen es und schneiden es in dünne Scheiben. Geben Sie die Scheiben in einen Teebecher und gießen Sie siedendes Wasser darüber. Nach 3–5 Minuten können Sie den Ingwertee trinken.

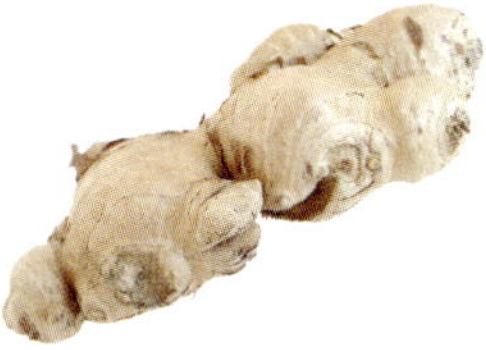

Ingwerwurzel

Für Wenigesser

Es reicht völlig, wenn Sie ein bis zwei Obstsorten am Morgen essen. Vorsicht: Nehmen Sie sich nicht zu viel Obst vor, wenn Sie morgens nicht sehr hungrig sind – vielleicht genügt ein kleiner Obstsalat; auch ein frisch gepresster Saft ist ideal: Er bringt Vitalstoffpower für den Tag und macht munter.

TIPP

Denken Sie ans gründliche Kauen: Das braucht Zeit und ist anstrengend.

Das einfache Obstfrühstück (F, S, H, W)

- Zubereitungszeit: 2 Minuten
- Zutaten für 2 Personen: 2–3 Obstsorten je nach Jahreszeit. Im Winter beispielsweise 2 Bananen und 1 Apfel. Im Sommer und

Herbst können Sie Beeren, Trauben, Pfirsiche, Pflaumen essen – ganz nach Belieben.

- Zubereitung: Natürlich können Sie das Obst einfach so essen. Genussvoller ist es, wenn Sie es schneiden, auf einem Teller anrichten und mit ein paar Blättchen Pfefferminze oder Zitronenmelisse dekorieren – so ist es appetitlicher.

Beerenobstsalat mit Zitronenmelisse-Dressing (S)

Der sommerliche Muntermacher

- Zubereitungszeit: 10 Minuten
- Zutaten für 2 Personen: 3 Obstsorten der Saison. Im Frühsommer eignen sich Erdbeeren, Himbeeren und 1 reife Banane, Saft einer halben Zitrone, einige frische Blätter der Zitronenmelisse. Nur wenn die Banane und die Beeren wirklich reif sind, hat der Obstsalat seinen typischen süßen Geschmack und Sie vermissen den Zucker nicht.

  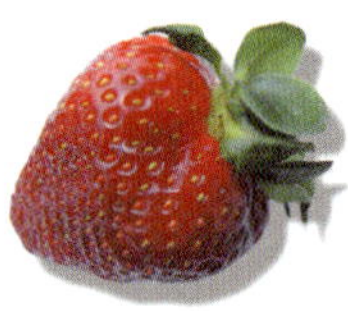

  Kaufen Sie sich einen Topf mit Zitronenmelisse für die Fensterbank, wenn Sie keine im Garten haben. Die Blätter sind eine erfrischende Beigabe zu Obstsalaten, können frisch oder getrocknet als Tee verwendet werden und können zu Obst und Gemüse in den Entsafter gegeben werden. Im Garten ausgesetzt, wächst Zitronenmelisse gut und neigt zum Wuchern.
- Zubereitung: Die Beeren waschen und abtropfen lassen, die Erdbeeren halbieren, die Banane schälen und in kleine Scheiben schneiden. Den Zitronensaft über dem Obst verteilen und alle Zutaten vermischen.

Frisch gepresster Apfel-Zitronenmelisse-Saft (F, S, H, W)

- Zubereitungszeit: 5 Minuten
- Zutaten für 2 Personen: 4 knackige Äpfel, 2 Hand voll frische Zitronenmelisse, 2 Blättchen zur Verzierung zurückbehalten.
- Zubereitung: Wenn Sie Äpfel aus biologischem Anbau verwenden, brauchen Sie sie nicht schälen. Die Äpfel waschen und mit dem Apfelschneider in Achtel teilen. Zuerst die Zitronenmelisseblätter, dann die Apfelstücke in den Entsafter geben und auspressen. Mit den Zitronemelisseblättern verziert servieren.

Kohlrabi-Karotten-Saft mit Sesam und Sonnenblumenkernen (F, S, H, W)

Das Power-Frühstück mit viel Kalzium und Vitamin A

- Zubereitungszeit: 5 Minuten
- Zutaten für 2 Personen: 2 kleine Kohlrabi, 2 mittelgroße Karotten, 2 Esslöffel Sesamsaat, 1 Esslöffel Sonnenblumenkerne, 1 Esslöffel Sonnenblumenöl.
  Verwenden Sie Gemüse aus biologischem oder biologisch-dynamischem Anbau – so können Sie die Schale und ihre wertvollen Vitalstoffe mit trinken.
- Zubereitung: Die Kohlrabi und die Karotten unter fließendem Wasser mit der Gemüsebürste abbürsten und in mittelgroße Stücke schneiden, sodass sie in den Entsafter passen.
  Zuerst die Sesamsamen und die Sonnenblumenkerne, dann die Gemüsestücke in den Entsafter geben. Zum Schluss das Sonnenblumenöl unter den Saft mischen.

Bananen-Shake mit Brombeeren (Spätsommer, H)

- Zubereitungszeit: 5 Minuten
- Zutaten für 2 Personen: 3 Bananen, 500 g frische Brombeeren, einige Blätter frische Pfefferminze.
- Zubereitung: Die Bananen schälen, in den Mixer geben und zerkleinern. Die Brombeeren waschen, mit den Pfefferminzblättern und zu der Bananenmischung geben und ebenfalls durchmixen.
  Dieser Shake schmeckt nur gut, wenn Sie sehr reife Früchte verwenden. Halbwegs reife Brombeeren schmecken entsetzlich sauer und die wertvollen blauen Farbstoffe haben nur die halbe Wirkung.

Mangotraum (Frühsommer, S)

- Zubereitungszeit: 5 Minuten
- Zutaten für 2 Personen: 2 sehr reife Flugmangos, 1 Hand voll reife Himbeeren, 3–5 Blättchen frische Zitronenmelisse
- Zubereitung: Die Mangos schälen und über der Schüssel in kleine Stücke schneiden, damit der Saft nicht verloren geht. Die Himbee-

ren und die Zitronenmelisseblätter abwaschen und über den Mangostücken verteilen.

Für dieses Rezept habe ich die Sorte „Amelie“ verwendet – eine sehr reife, kurzfaserige, biologisch-dynamische Flugmango. Kommentar meines Sohnes Matteo (12): Diese Mango hat nichts Materielles mehr, die ist nur noch reiner Geschmack – hmmmmm ... Flugmangos gibt es nicht häufig zu kaufen und oft muss man ein wenig suchen – ist eben mal was ganz besonderes und rein basisch.

Für Hungrige

Wenn Sie morgens ihre zwei Brötchen gewohnt sind und sich nicht vorstellen können, nur von Obst satt zu werden, dann ist ein basisches Müsli genau das Richtige für Sie. Und damit es nicht langweilig wird, können Sie es beliebig mit basischen Zutaten variieren. Und als 2. Frühstück können Sie immer noch eine Banane, eine Karotte oder einen Kohlrabi essen.

Basisches Müsli (F, S, H, W)

Ballaststoffreich!

- Zubereitungszeit: 10–15 Minuten, je nach Zutaten
- Zutaten für 2 Personen: 2 Bananen, 1 Apfel, 1 Birne oder anderes Obst der Saison, 4 Teelöffel Chufas Nüssli, Saft einer Zitrone, 2 Esslöffel Mandelblättchen.

Gut zu wissen

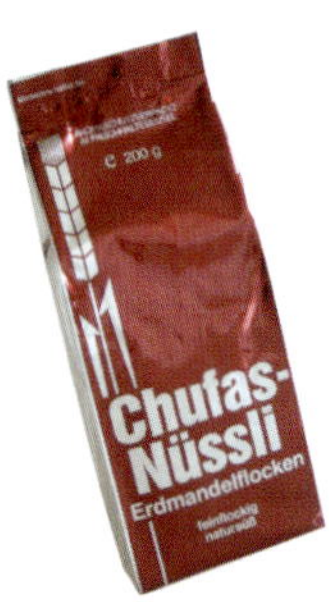

Was sind Chufas Nüssli?

Chufas Nüssli, auch Erdmandelflocken genannt, sind Wurzelknöllchen, die vom Aussehen her an Mandeln erinnern. Sie sind sehr ballaststoffreich und enthalten auch viel Vitamin E und B-Vitamine. Reformhäuser und auch manche Naturkostläden haben sie vorrätig. In Apotheken können Sie innerhalb weniger Stunden besorgt werden (Pharmazentralnummer: 2762926).

- Zubereitung: 1 Banane zerdrücken, einen geriebenen Apfel oder anderes Obst (je nach Saison) dazu geben. Die andere Banane in Scheiben schneiden. Die Birne waschen und in kleine Stückchen schneiden. Die Mandelblättchen zusammen mit Chufas Nüssli (Erdmandelflocken aus dem Reformhaus) untermengen. Den Zitronensaft zu der Mischung geben.
- Variationen: Anstelle der Mandeln ist es auch möglich, zwei Teelöffel Mandelmus zu verwenden.
  Anstelle der Chufas Nüssli können Sie auch einige Sonnenblumenkerne, Blütenpollen oder 2 Teelöffel geschroteten Leinsamen dazu geben. Besonders milde Sprossensorten wie etwa Linsenkeimlinge schmecken im Müsli ebenfalls hervorragend.
  Wenn Sie im Sommer basenfasten, gibt es eine Menge herrlicher Beerenfrüchte wie Himbeeren, Erdbeeren, Heidelbeeren, Brombeeren, die sich hervorragend für das basische Müsli eignen.

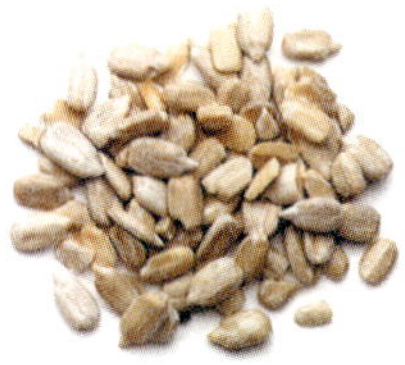

Sonnenblumenkerne

Zwischenmahlzeiten

Zwischenmahlzeiten *müssen* Sie nicht zu sich nehmen, sie sind aber für den kleine Hunger durchaus angebracht und helfen, mit Gelüsten fertig zu werden. Bevor Sie jedoch zu einem basischen Snack greifen, halten Sie kurz inne: Trinken Sie erst was – z. B. einen Schluck Wasser oder etwas Kräutertee. Meist ist der Magen damit erst einmal beruhigt und Sie können noch ein oder zwei Stunden warten, bis Sie etwas essen.

Gut zu wissen

Als Zwischenmahlzeiten sind geeignet

Vormittags:
Obst der Saison
Gemüse, roh – z. B. eine Karotte, einen Kohlrabi
Ein frisch gepresster Saft aus Obst und/oder Gemüse
Basische Snacks wie Mandeln, ungeschwefeltes Trockenobst

Nachmittags:
Mandeln
Ungeschwefeltes Trockenobst
Grüne oder schwarze Oliven

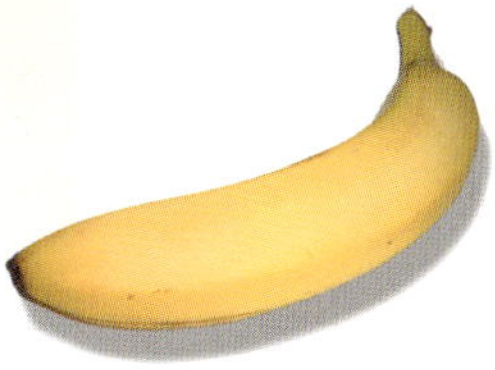

Mittagessen

Prinzipiell können Sie mittags auch etwas Warmes, das heißt etwas Gekochtes essen. Ideal ist es allerdings, einmal am Tag eine Gemüserohkost zu essen – etwa Salat. Da Sie Rohkost nur bis 14 Uhr zu sich nehmen sollten, gehört der tägliche Salat *mittags* auf den Tisch. Sie finden in diesem Buch zwei neue Salatdressings, können aber selbstverständlich die basischen Dressings aus unseren anderen Büchern verwenden, wenn Ihnen diese besser schmecken.

Basische Salatdressings

Basilikumdressing (S, H)

TIPP

Stellen Sie eine größere Menge des Basilikumdressing her – so kann es durchziehen und das Aroma besser entfalten.

- Zubereitungszeit: 5 Minuten
- Zutaten für 2 Personen: 2 Esslöffel kaltgepresstes Olivenöl, Saft einer halben Zitrone, etwas weißer Pfeffer, 10–15 Basilikumblätter.
- Zubereitung: Die Basilikumblätter abwaschen, abtropfen lassen und mit dem Wiegemesser sehr fein hacken. Das Olivenöl dazu geben und gut vermischen. Die übrigen Zutaten dazu geben und untermischen.

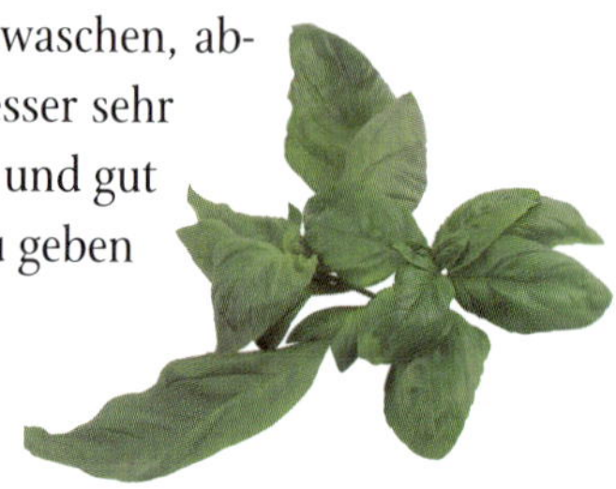

Petersiliendressing (F, S, H, W)

- Zubereitungszeit: 7 Minuten
- Zutaten für 2 Personen: 2 Esslöffel Sonnenblumenöl, 1 kleiner Bund krause Petersilie, Saft einer halben Zitrone, 1 Prise Salz, 1 Prise Klosterküchengewürz von Brecht (Reformhaus), 1 Prise gemahlener schwarzer Pfeffer, 1 kleine Schalotte.
- Zubereitung: Die Petersilie waschen, abtropfen lassen und mit dem Wiegemesser sehr fein hacken. Die Schalotte schälen und in kleine Würfelchen schneiden. Alle Zutaten zusammen geben und vermischen.

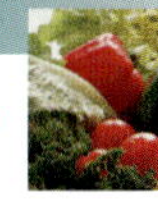

Basische Salatideen

Bataviasalat mit Rotkohlsprossen (F, S, H)

- Zubereitungszeit: 10 Minuten
- Zutaten für 2 Personen: 1 Kopf Bataviasalat, 1 Hand voll Rotkohlsprossen, Zutaten für das Basilikumdressing.
  Anstelle von Rotkohlsprossen können Sie auch Brokkolisprossen oder Rukolasprossen verwenden. Diese und viele andere Sprossensorten gibt es in gut sortierten Naturkostläden in Papierschalen – wie z. B. bei der Gartenkresse.
- Zubereitung: Den Bataviasalat waschen, klein zupfen und abtrocknen lassen. Das Basilikumdressing zubereiten und mit den Bataviablättern vermischen. Die Rotkohlsprossen locker über dem Salat verteilen.

TIPP

Wenn Ihnen ein Rohkostsalat mittags nicht ausreicht, können Sie auch zuerst einen Salat und danach ein gekochtes Gericht zu sich nehmen (Rezepte ab Seite 105). Gestalten Sie dann die Portionen etwas kleiner.

Eichblattsalat mit Limonenseitlingen (F)

Power fürs Blut

- Zubereitungszeit: 15 Minuten
- Zutaten für 2 Personen: 1 kleiner Kopf Eichblattsalat, 1 Hand voll Limonenseitlinge, Saft einer halben Zitrone, einige Blätter frische Glattpetersilie, 1 Esslöffel Sesamsaat, 4 Esslöffel Olivenöl, etwas Kräutersalz.

Gut zu wissen

Was sind Seitlinge?

Seitlinge sind Edelpilze, die gezüchtet werden und daher frei von radioaktiven Belastungen sind, wie dies leider bei Waldpilzen immer noch der Fall ist. Seitlinge haben ein sehr intensives, köstliches Aroma und verfeinern jedes Gericht. Sie finden sie in gut sortierten Naturkostläden und in Feinkostläden.

- Kräuterseitling: Am häufigsten in Geschäften zu finden – sein kräftiges Aroma ist dem der Steinpilze ähnlich. Mir persönlich schmeckt er besser. Glattpetersilie unterstützt sein Aroma.
- Limonenseitling: Eine leuchtend gelbe Spezialität, etwas milder und fruchtiger im Geschmack als der Kräuterseitling. Durch etwas Zitronensaft wird sein Aroma intensiviert.
- Rosenseitling: Der rosafarbene Edelpilz verfärbt sich beim Braten orange und entwickelt ein kräftiges Pilzaroma.

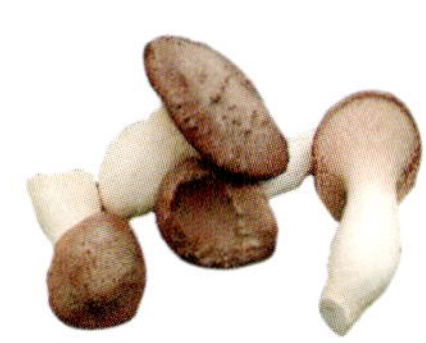

Sie müssen sich nicht tagelang die Füße wund laufen, bis Sie ein Geschäft finden, das Seitlinge führt. Egerlinge tun es auch. Wenn Sie allerdings einmal auf den Geschmack gekommen sind, werden Sie den etwas längeren Einkaufsweg zu diesen Edelpilzen gerne in Kauf nehmen.

- Zubereitung: Den Eichblattsalat klein zupfen, waschen und abtrocknen lassen. Den Limonenseitling grob säubern, ohne ihn zu waschen, die größeren Pilze in kleine Streifen schneiden, die kleinen Pilze ganz lassen. Den Seitling in 2 Esslöffel Olivenöl wenige Minuten andünsten und abkühlen lassen. Die Glattpetersilie waschen, abtropfen lassen und sehr klein hacken. Zu dem noch warmen Seitling einige Spritzer Zitronensaft, die Sesamsaat und die Glattpetersilie geben und vorsichtig untermischen. Aus dem restlichen Olivenöl, Zitronensaft und dem Kräutersalz ein Dressing herstellen und unter die Eichblattblätter mischen. Den marinierten Seitling locker über dem Salat verteilen. Schmeckt köstlich!

Eichblattsalat mit geraspelten Navets-Rübchen und Brokkolisprossen (H, W, F)

- Zubereitungszeit: 15 Minuten
- Zutaten für 2 Personen: 1 kleiner Kopf Eichblattsalat, 1 kleines Navets-Rübchen, 2 Esslöffel Brokkolisprossen (wahlweise Radieschensprossen), Zutaten für das Petersiliendressing.
- Zubereitung: Die Blätter des Eichblattsalates waschen und abtropfen lassen. Das Navets-Rübchen waschen, schälen und auf dem Gemüsehobel mittelfein raspeln. Das Petersiliendressing dazugeben und alle Zutaten vermischen. Mit Brokkolisprossen garniert servieren.

Brokkolisprossen gibt es in vielen Naturkostläden und Naturkostsupermärkten fertig zu kaufen. Auch auf Wochenmärkten sind sie hin und wieder zu finden. Achten Sie unbedingt auf das Haltbarkeitsdatum! Abgelaufene Ware kann Schimmelansätze haben.

Navets-Rübchen sind auch als Teltower Rübchen bekannt.

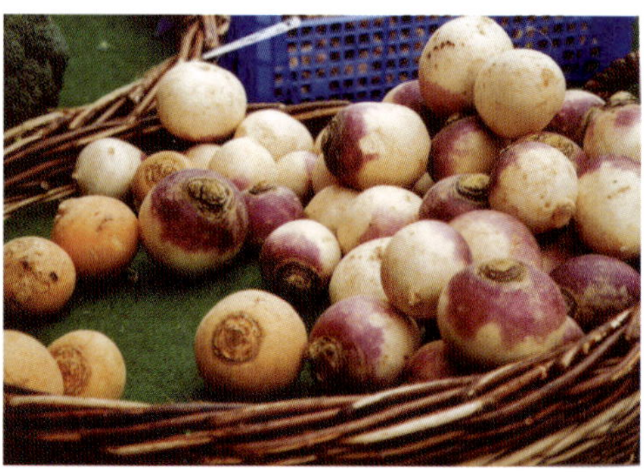

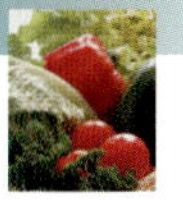

Herbstliche Blattsalate mit Kapuzinerkresseblüten (H)

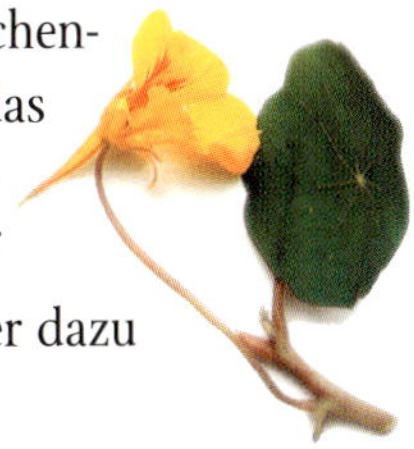

- Zubereitungszeit: 10 Minuten
- Zutaten für 2 Personen: 2 Portionen Blattsalat vom Wochenmarkt, 1 Hand voll Kapuzinerkresseblüten, Zutaten für das Basilikumdressing. Einige frische Blüten der Kapuzinerkresse. Wenn Sie Kapuzinerkresse im Garten oder auf dem Balkon haben, dann können Sie auch einige Blätter dazu nehmen und in dünne Streifen schneiden.
- Zubereitung: Den Blattsalat waschen und abtropfen lassen. Das Basilikumdressing zubereiten und unter den Salat mischen. Die Kapuzinerkresseblüten vorsichtig auf den Salat legen, damit es dekorativ wirkt.

Gut zu wissen

Kapuzinerkresse: dekorativ und gesund

Kapuzinerkresse enthält sehr viel Vitamin C und Kalzium. Außerdem enthält es Senföle, die eine Bakterien- und Pilzwachstum hemmende Wirkung haben.
Kapuzinerkresseblüten bekommen Sie an gut sortierten Marktständen. Es gibt sie auch als Topfpflanzen in Gärtnereien. Am einfachsten sind sie selbst zu ziehen: Die großen Samen gedeihen ab Mai (unter frostfreien Bedingungen) in jedem Blumentopf oder im Garten. Sie wachsen schnell und auch die Blätter können als Würzmittel zum Salat gegeben werden.

Rote-Beete-Navets-Salat mit Sonnenblumenkernen (H, W, F)

- Zubereitungszeit: 15 Minuten
- Zutaten für 2 Personen: 1 mittelgroße Rote Beete, 1 mittelgroßes Navets-Rübchen (Teltower Rübchen), 2 Esslöffel Sonnenblumenkerne, Zutaten für Petersiliendressing.
- Zubereitung: Die Rote Beete und das Navets-Rübchen waschen, schälen und auf dem Gemüsehobel mittelfein raspeln. Die Sonnenblumenkerne und das Dressing dazu geben und vermischen.
  Anstelle der Sonnenblumenkerne können Sie auch frische Sonnenblumenkeimlinge verwenden. Die Keimlinge sind besser zu kauen und leichter zu verdauen.

Geben Sie in das Dressing einen Hauch frisch geriebenen Meerrettich – das verfeinert Rote-Beete-Gerichte.
Dieser Salat schmeckt am besten, wenn Sie ihn einen halben Tag durchziehen lassen.

Salat von Bleichsellerie mit frischen Kräutern (F)

- Zubereitungszeit: 10 Minuten
- Zutaten für 2 Personen: 1 kleine Staude Bleichsellerie, 1 Frühlingszwiebel, 1 mittelgroße Karotte, 1 Hand voll frische Kräuter – das Grün des Bleichselleries, Bibernell und Schnittlauch passen gut, Zutaten für das Petersiliendressing.
- Zubereitung: Den Bleichsellerie waschen, den verholzten Strunk abschneiden und die verholzten äußeren Anteile entfernen. Die Karotte unter fließendem Wasser mit der Gemüsebürste abbürsten und in sehr feine Scheiben schneiden. Die Kräuter waschen, abtropfen lassen und mit dem Wiegemesser zerkleinern. Das Petersiliendressing zubereiten. Den Sellerie in kleine Scheiben schneiden und mit dem Dressing und den feingehackten Kräutern vermischen.

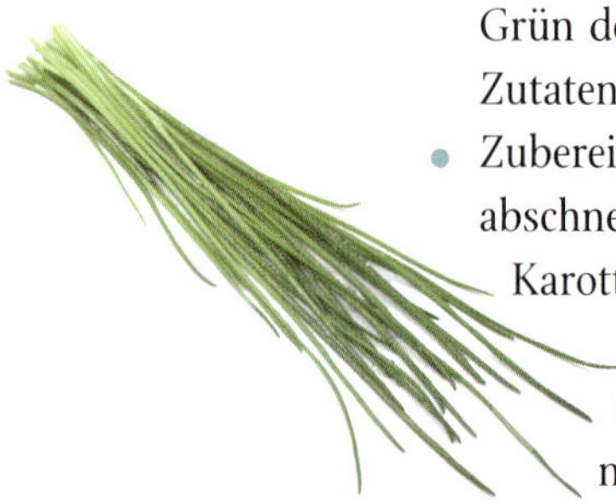

Vorfrühlingssalat mit Navets-Rübchen (W, F)

- Zubereitungszeit: 15 Minuten
- Zutaten für 2 Personen: 1 mittelgroßes Navets-Rübchen (Teltower Rübchen), 2 Esslöffel Ölsaatenmischung, Zutaten für Petersiliendressing.
- Zubereitung: Die Navets Rübe schälen und fein raspeln. Das Petersiliendressing zubereiten und mit der Ölsaatenmischung über die Rübchen geben und gut vermischen. Dieser Salat schmeckt besonders lecker, wenn Sie ihn einige Stunden durchziehen lassen. Sie können davon auch eine doppelte Portion auf Vorrat machen. Dazu schmecken Brokkolisprossen. Verwenden Sie 1/2 Schälchen Brokkolisprossen und streuen es über den Navets-Salat.

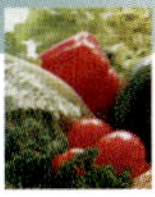

Abendessen

Das Abendessen beim Basenfasten sollte ein gekochtes Gericht sein. Essen Sie keine zu große Portionen. Eine Gemüsesuppe reicht im Grunde völlig aus. Sie können aber auch eines der leckeren Gemüsegerichte zubereiten. Wenn Sie bislang gewohnt waren, abends Ihre Hauptmahlzeit einzunehmen, dann wäre es gut, Sie würden sich allmählich umgewöhnen. Es ist besser, Sie essen mittags einen Salat und anschließend ein kleines Gemüsegericht, als abends zu große Portionen.

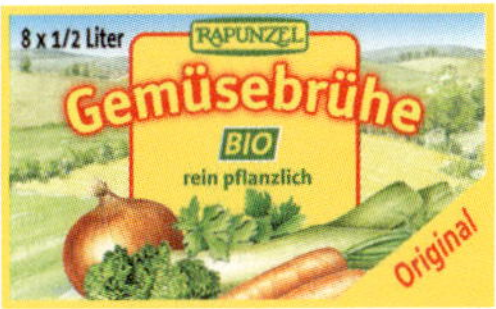

Gemüsebrühwürfel gibt es z.B. im Reformhaus oder im Naturkostladen.

Suppen

Fenchelcremesuppe (H, W, F)

- Zubereitungszeit: 20 Minuten
- Zutaten für 2 Personen: 2 Fenchel, 3 Kartoffeln, 1 Esslöffel Sonnenblumenöl, einen Würfel Gemüsebrühe, etwas Fenchelgrün, weißer Pfeffer, eine Prise Muskat, etwas Kurkuma, 1 Schalotte, 1 Liter Wasser
- Zubereitung: Den Fenchel waschen, die holzigen Stellen der äußeren Schale entfernen und den Fenchel in etwa acht Teile schneiden. Die Kartoffeln, waschen, schälen und in Scheiben schneiden. Die Schalotte schälen und klein schneiden. Das Sonnenblumenöl erhitzen und die Schalotten darin dünsten. Aus dem Wasser und dem Gemüsebrühwürfel eine Gemüsebrühe herstellen. Die Fenchelteile, die Kartoffelscheiben und die Hälfte der Gemüsebrühe zur gedünsteten Schalotte geben und auf mittlerer Stufe weiter erhitzen. Wenn die Gemüse gar sind, die Suppe mit dem Zauberstab pürieren und so lange weiter Gemüsebrühe zugeben, bis die Suppe eine schöne cremige Konsistenz erreicht hat. Mit dem Fenchelgrün verziert servieren.

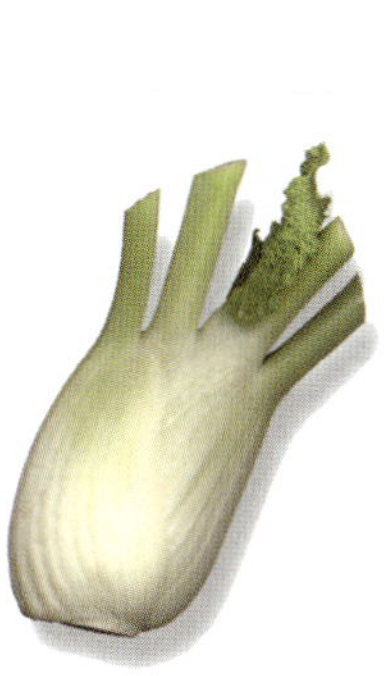

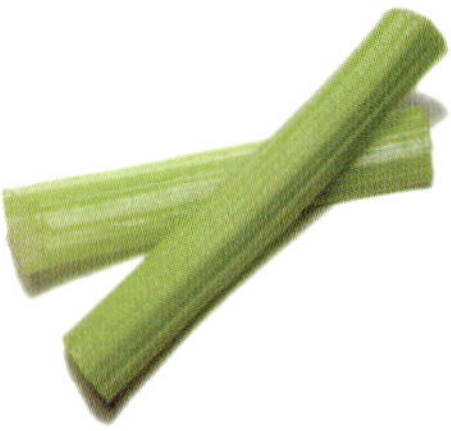

Klare Selleriesuppe mit Glattpetersilie (W, F)

- Zubereitungszeit: 15 Minuten
- Zutaten für 2 Personen: $^1/_2$ Staudensellerie (Bleichsellerie), 2 mittelgroße Kartoffeln, etwas Selleriegrün, 1 Prise Muskat, etwas frisch gemahlenen Koriander, einige Stängel Glattpetersilie, etwas Meersalz, 1 Gemüsebrühwürfel und etwa $^1/_2$ Liter Wasser.
- Zubereitung: Den Staudensellerie waschen, die faserigen und holzigen Anteile der äußeren Haut abschälen und in fingerlange Stücke schneiden. Die Kartoffeln waschen, schälen und in dünne Scheiben schneiden. Die Zutaten in der Gemüsebrühe garen und mit den Gewürzen abschmecken. Die Glattpetersilie waschen, klein zupfen und gegen Ende der Garzeit dazu geben.

Navetscremesuppe mit Bibernell (H, W, F)

- Zubereitungszeit: 15 Minuten
- Zutaten für 2 Personen: 400 g Navets-Rübchen, 3 mittelgroße Kartoffeln, 1 Frühlingszwiebel, Sesamöl, Bibernell oder Kerbel, schwarzer Pfeffer, etwas Piment, Glattpetersilie, 1 Gemüsebrühwürfel, 1 Liter Wasser.

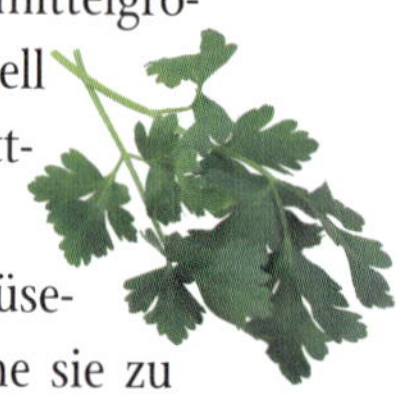

- Zubereitung: Es genügt, die Navets mit der Gemüsebürste unter fließendem Wasser abzureiben, ohne sie zu schälen. Die lilafarbene Schale enthält wertvolle bioaktive Stoffe. Die Navets in grobe Scheiben schneiden. Die Kartoffeln waschen, schälen und in Scheiben schneiden. Die Frühlingszwiebel klein schneiden, das Sesamöl in einem Topf erhitzen und die Zwiebeln darin glasig dünsten. Aus dem Brühwürfel und dem Wasser eine Gemüsebrühe herstellen und die Hälfte dieser Brühe mit den Navets und den Kartoffeln zu den Zwiebeln geben und garen. Die Kräuter waschen, klein hacken und $^2/_3$ davon gegen Ende der Garzeit dazu geben. Die gegarten Gemüse mit dem Zauberstab pürieren und so lange Gemüsebrühe zugeben, bis die Suppe schön cremig ist. Die restlichen gehackten Kräuter über die Suppe geben und servieren.

Gemüsegerichte

Auberginengemüse (S, H)

Fit mit der Extraportion Eisen

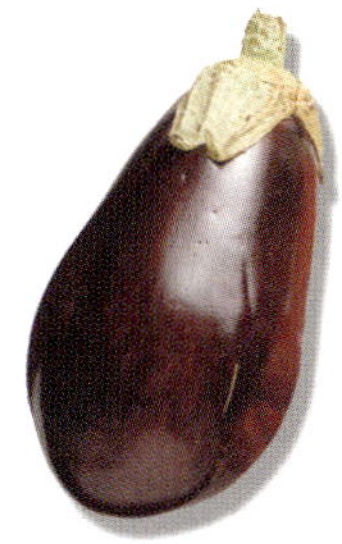

- Zubereitungszeit: 20 Minuten
- Zutaten für 2 Personen: 1 mittelgroße Aubergine, 1 Handvoll schwarze Oliven, in Olivenöl eingelegt (Kalamata sind geeignet), 1 kleine Zwiebel, einige Blätter Glattpetersilie, Kräuter der Provence oder einige Blättchen Thymian, 2 Esslöffel Olivenöl, etwas Meersalz.
- Zubereitung: Die Aubergine waschen, den Strunk entfernen und die Aubergine in etwa 3 cm große Scheiben schneiden. Die Zwiebel schälen und sehr fein würfeln. Die Glattpetersilie waschen und klein schneiden. Das Olivenöl erhitzen und die Zwiebeln darin glasig dünsten. Die Auberginenstücke dazu geben und dünsten – geht in wenigen Minuten. Zum Schluss die Oliven und die Glattpetersilie dazugeben und mit Salz und Kräutern der Provence abschmecken.

Basischer Kartoffelbrei (F, S, H, W)

- Zubereitungszeit: 15 Minuten
- Zutaten für 2 Personen: 6 große Kartoffeln, 1 Gemüsebrühwürfel und etwa $^1/_2$ Liter Wasser, etwas Muskat.
- Zubereitung: Die Kartoffeln waschen und im Gemüsedämpfer garen. Sie können die Kartoffeln natürlich auch normal in Wasser garen, bedenken Sie aber bitte, dass sie dadurch eine Menge Vitalstoffe verlieren. Die gegarten Kartoffeln schälen und verstampfen oder durch die Spätzlepresse drücken. Das Wasser erhitzen, den Brühwürfel darin auflösen und nach und nach unter die Kartoffelmasse rühren, bis die Masse schön breiig ist.

  Dazu passen Lauchgemüse, Pilzgemüse, Karottengemüse.

Fenchelgemüse mit Kartoffeln (H, W, F)

Einfach und schnell

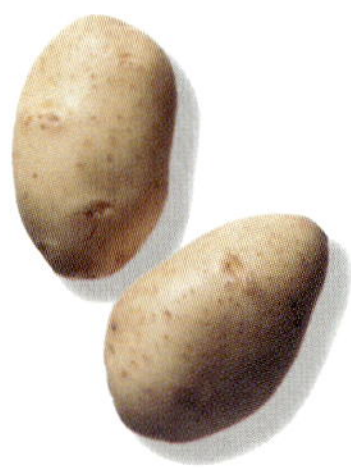

- Zubereitungszeit: 15 Minuten
- Zutaten für 2 Personen: 2 kleine Fenchelknollen, 6–8 kleine Kartöffelchen (beispielweise Galatina Sieglinde), etwas Cenofis Bio, 2 Esslöffel Sesam- oder Sonnenblumenöl, etwas Fenchelgrün
- Zubereitung: Die Fenchelknollen waschen, die holzigen Stellen der äußeren Schale entfernen und die Fenchel halbieren. Sollten die Fenchelhälften zu groß sein, dann vierteln Sie den Fenchel. Die Kartoffeln waschen, mit der Gemüsebürste abreiben und halbieren. Die Fenchelteile und die Kartoffeln im Gemüsedämpfer garen – dauert 8 bis 10 Minuten. Zum kalten Sonnenblumenöl etwas Cenofis oder ein anderes Kräutersalz geben und vermischen, und die gegarten Gemüse darin wälzen. Mit Fenchelgrün garniert servieren.

Grüne Bohnen mit Kräuterseitlingen (H, W, F)

Das Plus an Eisen

- Zubereitungszeit: 20 Minuten
- Zutaten für 2 Personen: 300 g grüne Bohnen, 1 kleine Schalotte, etwa 300g Kräuterseitlinge, einige Stängel Bohnenkraut, weißer Pfeffer, etwas Piment, 2 Esslöffel Olivenöl, $^{1}/_{2}$ Gemüsebrühwürfel und etwas Wasser
- Zubereitung: Die Bohnen waschen, die Enden abschneiden und die Bohnen halbieren. Die Kräuterseitlinge soweit nötig etwas säubern – ohne Wasser – und die größeren Pilze klein schneiden. Die Schalotte schälen und klein würfeln. Die Bohnen mit dem Bohnenkraut im Gemüsedämpfer garen. Das Olivenöl erhitzen, die Schalotte und die Kräuterseitlinge darin kurz andünsten. Vom Herd nehmen, mit den gegarten Bohnen vermischen und abschmecken. Dazu passen 2 Pellkartoffeln

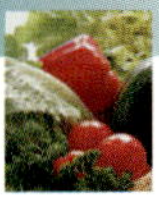

Kartoffelspätzle (F, S, H, W)

- Zubereitungszeit: 20 Minuten
- Zutaten für 2 Personen: 5 mittelgroße festkochende Kartoffeln, etwas Kräutersalz. Sie brauchen dazu eine Spätzlepresse.
- Zubereitung: Die Kartoffeln im Gemüsedämpfer garen, schälen und durch die Spätzlepresse drücken. Mit etwas Kräutersalz gewürzt servieren.

  Dazu passt im Grunde jedes Gemüse – beispielsweise Paprikagemüse mit schwarzen Oliven. Oder machen Sie sich einfach 2–3 Karotten dazu.

TIPP

Sieht witzig aus – das mögen Kinder besonders gern

Kräuterseitlinge mit Brokkoli (H, W, F)

Entgiftend und gegen freie Radikale

- Zubereitungszeit: 15 Minuten
- Zutaten für 2 Personen: 3 mittelgroße Kräuterseitlinge, 1 mittlerer Brokkoli, $^1/_2$ Schalotte, $^1/_2$ Gemüsebrühwürfel, 2 Esslöffel Sonnenblumenöl.
- Zubereitung: Die Kräuterseitlinge in dünne Scheiben schneiden, den Brokkoli waschen und die Röschen klein zupfen. Die halbe Schalotte schälen, in kleine Würfelchen schneiden und im Sonnenblumenöl glasig werden lassen. Die Brokkoliröschen und die Kräuterseitlinge dazu geben und kurz andünsten. Den halben Gemüsebrühwürfel in etwa $^1/_8$ Liter Wasser auflösen und dazu geben. Wenige Minuten weiterdünsten lassen und vom Herd nehmen, solange die Brokkoliröschen noch grün sind (al dente).

  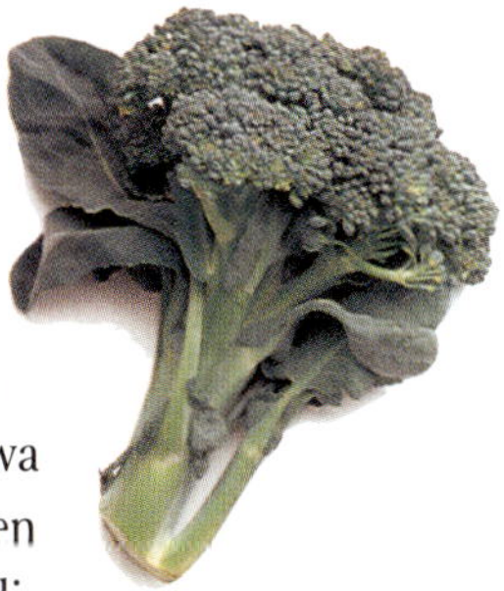

  Wenn Sie den Kräuterseitling so verarbeiten wie in diesem Rezept, dann benötigen Sie außer dem halben Gemüsebrühwürfel keine weiteren Gewürze – noch nicht einmal Salz. Der Geschmack ist perfekt!

Lauchgemüse mit Karotten (F, S, H, W)

- Zubereitungszeit: 2 Minuten
- Zutaten für 2 Personen: 2 Stangen Lauch, 2 mittelgroße Karotten, 2 Esslöffel Sesamöl, etwas Kräutersalz, weißer Pfeffer, 1 Prise Koriander und eine $^1/_2$ Hand voll frische Brunnenkresse.

Wenn Sie keine Brunnenkresse bekommen, können Sie auch die ganz normale Gartenkresse nehmen, die Sie in fast jedem Supermarkt und auf Wochenmärkten finden.

- Zubereitung: Den Lauch waschen, die äußere Haut abschälen und in dünne Streifen schneiden. Die Karotten waschen, mit der Gemüsebürste abreiben und in kleine Stifte schneiden. Beide Gemüse zusammen im Gemüsedämpfer wenige Minuten garen – Garprobe machen. Das frisch gegarte Gemüse in unerhitztem Sesamöl wälzen mit den Gewürzen und den frischen Kräutern abschmecken. Dazu passen 2 Pellkartoffeln.

Limonenseitlinge auf einem Bett von Zucchinispaghetti (F, S, H)

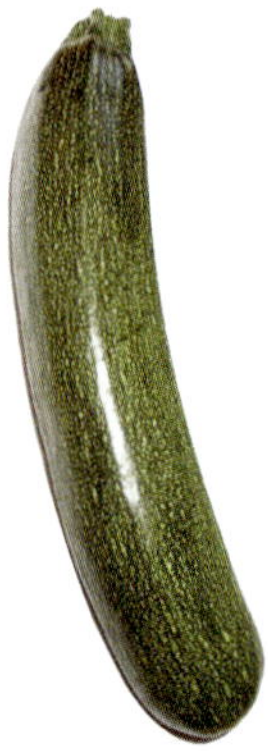

- Zubereitungszeit: 20 Minuten
- Zutaten für 2 Personen: Etwa 150 g Limonenseitlinge, einige Blätter Glattpetersilie, 2 kleine Zucchini, 1 Schalotte, 2 x 2 Esslöffel Olivenöl, etwas Kräutersalz. Sie benötigen für dieses Rezept eine Gemüsespaghettimaschine – wie der Lurch Spirali (gibt es in allen Haushaltsgeschäften und Kaufhäusern). Als Alternative können Sie auch die Zucchini auf einem Gemüsehobel klein raspeln.
- Zubereitung: Die Zucchini waschen, den Strunk abschneiden und mit der Gemüsespaghettimaschine zu Spaghetti drehen. Die Limonenseitlinge grob säubern, in kleine Scheiben schneiden, die ganz kleinen Seitlinge können ganz bleiben. Die Schalotte schälen und in kleine Würfel schneiden. Das Olivenöl erhitzen, die Schalotte mit den Limonenseitlingen kurz andünsten. Die Glattpetersilie waschen, abtropfen lassen, mit dem Wiegemesser sehr klein hacken und zu den gedünsteten Limonenseitlingen geben. Die Mischung mit etwas Kräutersalz abschmecken. Limonenseitlinge sind so würzig, dass Sie nur wenig Kräutersalz benötigen. In einem anderen Topf die restlichen 2 Esslöffel Olivenöl erhitzen, die Zucchinispaghetti darin dünsten und mit etwas Kräutersalz würzen. Vorsicht, die Zucchini sind in Spaghettiform schnell gar. Die Zucchini auf einer Platte anrichten und die Limonenseitlinge darüber verteilen.

  Dazu passen einige Pellkartoffeln.

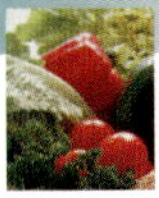

Paprikagemüse mit schwarzen Oliven (F, S, H)

Herzhaftes mit viel Vitamin C und Eisen

- Zubereitungszeit: 15 Minuten
- Zutaten für 2 Personen: 1 rote, 1 grüne oder orange und 1 gelbe Paprika, 1 Hand voll schwarze Oliven, 2 Esslöffel Olivenöl, etwas Kräutersalz, 1 Prise schwarzer Pfeffer, einige Blättchen Thymian.
- Zubereitung: Die Paprika waschen, den Strunk herausschneiden und die Paprika in dünne Streifen schneiden. Das Olivenöl erhitzen, die Paprikastreifen darin vorsichtig andünsten und die Gewürze zugeben. Die schwarzen Oliven und die Thymianblättchen gegen Ende der Garzeit dazugeben und untermischen.

  Achten Sie bitte bei der Wahl der schwarzen Oliven darauf, dass Sie Oliven bekommen, die ihre Färbung nicht durch Zugabe von Eisenglukonat erhalten haben (steht auf der Packung) – dies kann bei empfindlichen Menschen zu Magenproblemen bis hin zu Verdauungsstörungen führen.

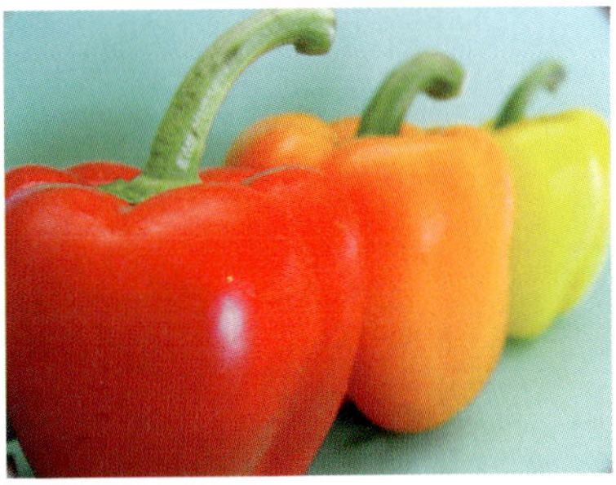

Vorfrühlingsgemüse mit neuen Kartoffeln (W, F)

- Zubereitungszeit: 15 Minuten
- Zutaten für 2 Personen: 6 kleine neue Kartoffeln (z. B. Galatina Sieglinde, die es auf jedem Wochenmarkt gibt), 2 mittelgroße Karotten, 1 Frühlingszwiebel, etwas weißer Pfeffer, etwas Kräutersalz, 2 Esslöffel Sonnenblumenöl, $^1/_2$ Schälchen frische Brunnenkresse – wahlweise Gartenkresse.
- Zubereitung: Die Kartoffeln waschen, schälen und in kleine Würfel schneiden. Die Karotten unter fließendem Wasser mit der Gemüsebürste abbürsten und in kleine Würfel schneiden. Die Gemüse im Gemüsedämpfer al dente garen. Die Frühlingszwiebel klein würfeln und im Sonnenblumenöl glasig dünsten. Das im Gemüsedämpfer gegarte Gemüse in der Zwiebel-Öl-Mischung wenden – nicht mehr weiter erhitzen. Mit den Gewürzen abschmecken und mit der Brunnenkresse verziert servieren.

TIPP

Lässt sich gut vorbereiten, ist im Kühlschrank mehrere Tage haltbar und auch aufgewärmt ein Genuss.

Basisches Rotkraut (W)

- Zubereitungszeit: 50 Minuten
- Zutaten für 2 Personen: 1 Kopf Rotkohl (ca. 500 g), 1 Zitrone, $^{1}/_{2}$ Teelöffel Meersalz, 2 Esslöffel Rosinen, $^{1}/_{2}$ Tasse Wasser, 2 Esslöffel Öl, 1 große Zwiebel, 1 großer Apfel, 3 kleine Nelken, 2 Lorbeerblätter, $^{1}/_{2}$ Teelöffel Bertramgewürz, $^{1}/_{2}$ Teelöffel Kardamom, 2 Messerspitzen Sternanis, gemahlen, 4 Datteln ohne Stein.
- Zubereitung: Die Rosinen im Wasser einige Stunden oder über Nacht einweichen. Den Rotkohl putzen, den Strunk entfernen, in feine Streifen schneiden oder hobeln. Die Zitrone auspressen und zugeben, das Meersalz mit dem Rotkohl mischen und einige Stunden durchziehen lassen. Das Öl erhitzen, die Zwiebel schälen, fein würfeln und andünsten. Dann das Kraut zugeben und andünsten. Den Apfel waschen, entkernen, in Würfel schneiden und zum Kraut zugeben, danach die Rosinen mit Einweichwasser. Die Nelken im Mörser zerkleinern, die Gewürze, die in Scheiben geschnittenen Datteln zugeben und alles in einem geschlossenen Topf bei milder Hitze 35 Minuten garen. Danach mit Salz und Zitronensaft abschmecken. Sonnenblumensprossen darüberstreuen.

Grundrezept saure Bohnen (W)

- Zubereitungszeit: 20 Minuten
- Zutaten für 2 Personen: 500 g saure Bohnen, 2 Tassen Wasser.
- Zubereitung: Michsauer vergorene Bohnen gibt es abgepackt in 500-g-Beuteln zu kaufen. Abtropfen lassen; wenn Sie das Gericht nicht so sauer mögen, spülen Sie die Bohnen im Sieb kurz kalt ab. Das Wasser zum Kochen bringen und die Bohnen darin 15–20 Minuten kochen.

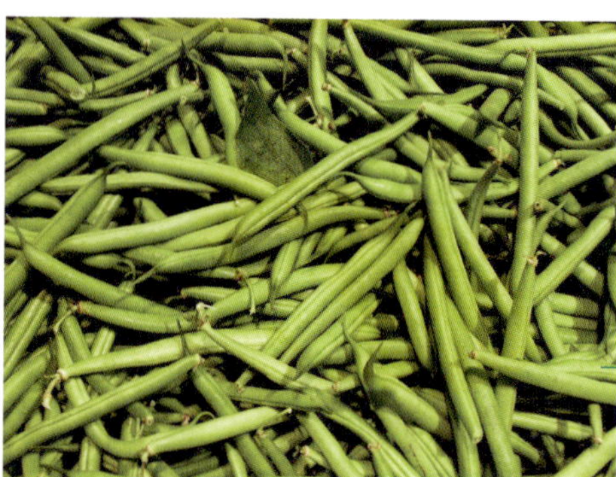

Milchsauer vergorene grüne Bohnen sind mehrere Monate haltbar.

Kartoffelsalat mit sauren Bohnen (W)

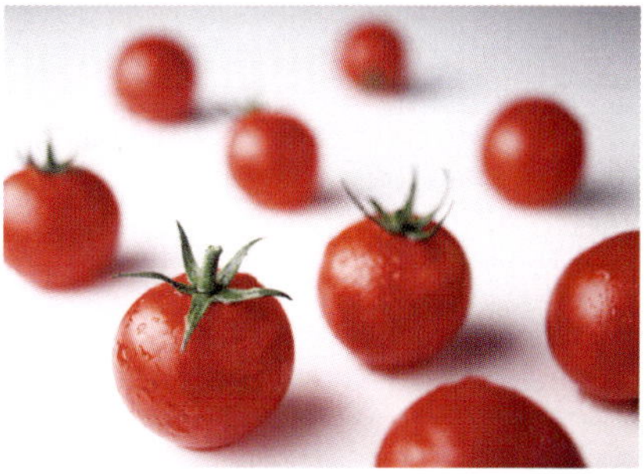

Cocktailtomaten zum Garnieren.

- Zubereitungszeit: 15 Minuten
- Zutaten für 2 Personen: 1/2 Zwiebel, einige Esslöffel Kochwasser der sauren Bohnen als Kochflüssigkeit, 1 Teelöffel Zitronensaft, 1/2 Teelöffel Meersalz, weißer Pfeffer, 3 Stiele glatte Petersilie, 250 gegarte saure Bohnen, 6 Pellkartoffeln, 3 Esslöffel Olivenöl, 5 Cocktailtomaten.
- Zubereitung: Zwiebel schälen und würfeln. Die Kochflüssigkeit mit dem Zitronensaft, dem Meersalz, dem Pfeffer und der fein gehackten Petersilie zu einer Marinade vermischen. Die Kartoffeln schälen, würfeln und zusammen mit den Bohnen mit der Marinade übergießen und durchziehen lassen. Olivenöl zugeben und abschmecken. Mit den halbierten Tomaten garnieren.

Spaghetti-Kürbis mit Sesammussauce (Tahin-Sauce) (W)

- Zubereitungszeit: 50 Minuten
- Zutaten für 2 Personen: 1 kleiner Spaghetti-Kürbis, 3 Esslöffel Tahin (= Sesampaste, z. B. von der Fa. Lima), 2 Esslöffel Zitronensaft, 1 Messerspitze Cayennepfeffer, 1 Messerspitze schwarzer Pfeffer, 2 Esslöffel Sonnenblumenöl, 4 Esslöffel Gemüsebrühe, 1/2 Bund Schnittlauch, Kürbiskerne.
- Zubereitung: Den Kürbis in reichlich Wasser ca. 30 Minuten kochen (er muss sich leicht mit einer Gabel einstechen lassen). Die Sesampaste mit dem Zitronensaft, den Gewürzen und dem Öl in einer Schüssel gut verrühren. Den gegarten Kürbis der Länge nach halbieren, Samen und lose Fäden mit einem Löffel entfernen. Mit einer Gabel die „Spaghetti" herausschaben und in eine flache Schüssel häufen. Die Gemüsebrühe in einem kleinen Topf erhitzen und zu der Tahin-Sauce geben. Diese Sauce über die „Spaghetti " gießen und vermischen. Kürbiskerne in einer trockenen Pfanne anrösten und mit dem feingehackten Schnittlauuch über die Spaghetti streuen.

TIPP

Einen Spaghetti-Kürbis können Sie bei kühler Lagerung mehrere Monate vorrätig haben.

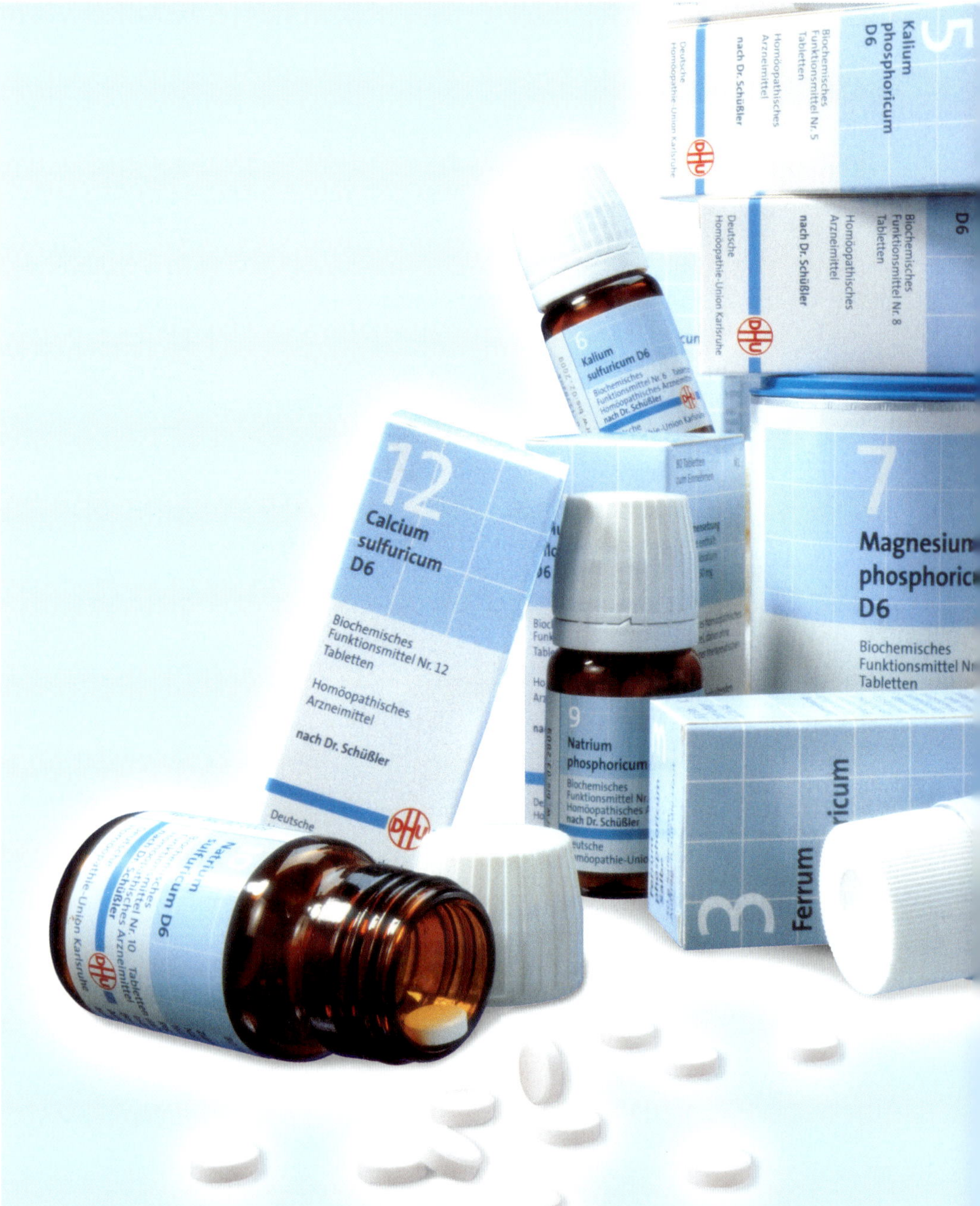
5
Kalium
phosphoricum
D6
Biochemisches
Funktionsmittel Nr. 5
Tabletten
Homöopathisches
Arzneimittel
nach Dr. Schüßler
Deutsche
Homöopathie-Union Karlsruhe
D6
Biochemisches
Funktionsmittel Nr. 8
Tabletten
Homöopathisches
Arzneimittel
nach Dr. Schüßler
Deutsche
Homöopathie-Union Karlsruhe
6
Kalium
sulfuricum D6
Biochemisches
Funktionsmittel Nr. 6
Homöopathisches Arzneimittel
nach Dr. Schüßler
12
Calcium
sulfuricum
D6
Biochemisches
Funktionsmittel Nr. 12
Tabletten
Homöopathisches
Arzneimittel
nach Dr. Schüßler
Deutsche
7
Magnesium
phosphoric
D6
Biochemisches
Funktionsmittel N
Tabletten
9
Natrium
phosphoricum
Biochemisches
Funktionsmittel Nr.
Homöopathisches A
nach Dr. Schüßler
Deutsche
Homöopathie-Unio
3
Ferrum
Natrium
sulfuricum D6
Funktionsmittel Nr. 10
Homöopathisches Arzneimittel
nach Dr. Schüßler
Homöopathie-Union Karlsruhe

Schüßler-Salze für Ihre Basenfastenkur

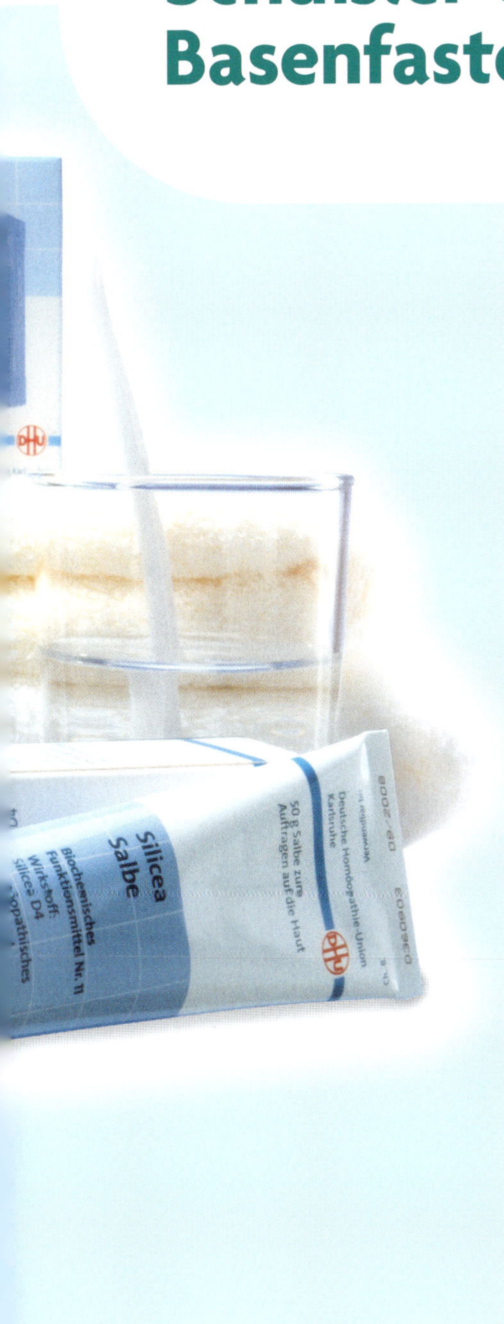

Eine Woche Basenfasten ist eine optimale Entlastung für den säuregestressten Organismus. Prinzipiell ist es nicht nötig, diesen Effekt mit Medikamenten zu unterstützen. Eine Ausnahme bilden da die Schüßler-Salze: Zusammen mit Basenfasten bilden sie ein Powerpack gegen Säuren und Schlacken. Und: Das ein oder andere basenfastenbedingte Wehwehchen verschwindet mit Schüßler-Salzen im Nu.

Allgemeine Unterstützung des Fastens

INFO

Wer übersäuert ist, hat stets einen gestörten Mineralienhaushalt, denn die meisten Säurebildner entziehen dem Körper Mineralstoffe.

Schüßler-Salze sind bestens zur Unterstützung des Basenfastens geeignet, denn sie regulieren auf sanfte Weise den gestörten Mineralienhaushalt. Reicht Basenfasten alleine nicht aus, um zu entsäuern? – werden Sie vielleicht fragen. Muss ich unbedingt Schüßler-Salze dazu nehmen? Nein, das müssen Sie nicht in jedem Fall. Wenn Sie kerngesund sind, und Basenfasten wirklich nur zur Erhaltung Ihrer Gesundheit machen möchten, dann reichen ein bis zwei Wochen im Jahr ohne zusätzliche Maßnahmen völlig aus. Die Erfahrung aus meinen Kursen zeigt aber, dass es doch hin und wieder zu einem „Aufleben" alter Krankheitsprozesse kommt – beispielweise zu einem verstärkten Schleimabgang bei häufig durchgemachten Nasennebenhöhlen-Entzündungen. Solche „Nebenerscheinungen" können Sie mit Schüßler-Salzen schnell in den Griff bekommen. Sie können aber auch – als Vorsorge sozusagen – Ihre Basenfastenwoche mit Schüßler-Salzen unterstützen, um den Mineralienhaushalt wieder zu regulieren. Das ist besonders dann sinnvoll, wenn Sie selbst von sich den Eindruck haben, dass Sie stark übersäuert sind.

Wenn Sie Ihre Basenfastenkur gerne durch Schüßler-Salze optimieren wollen, dann gibt es eine Schüßler-Salz-Kombination – ein Grundrezept sozusagen, das die wichtigsten Entgiftungs- und Entsäuerungsvorgänge im Körper auf natürliche Weise unterstützt.

Gut zu wissen

Schüßler-Salze zur Unterstützung beim Basenfasten

- Nr. 6: Kalium sulfuricum D 6 – zur Entgiftung der Leber
- Nr. 9: Natrium phosphoricum D 6 – regt die Nierenentgiftung an, die überschüssigen Säuren auszuscheiden.
- Nr. 10: Natrium sulfuricum D 6 – regt den gesamten Stoffwechsel an, Gifte auszuscheiden, regt den Leberstoffwechsel an
- Nr. 11: Silicea D 12 – zur Entgiftung des Bindegewebes und der Nieren.

Schüßler-Salz Nr. 6: Kalium sulfuricum (Kaliumsulfat)

Dieses Salz unterstützt die Leberentgiftung und hilft, überschüssige Eiweiße abzubauen. Es hilft auch bei allen nicht heilen wollenden Entzündungen und bei chronischen Nasennebenhöhlen-Entzündungen mit gelben, harten Absonderungen.

Wenn Sie merken, dass Ihre Verdauung trotz Basenfasten träge bleibt, dann ist das Salz Nr. 6 hilfreich. Sollte sich die Verdauung auch mit Salz Nr. 6 nicht verbessern, dann ist das Schüßler-Salz Nr. 10 – Natrium sulfuricum eine Alternative.

Sowohl zur allgemeinen Leberentgiftung als auch zur Unterstützung bei Problemen dieser Art können Sie während des Basenfastens von diesem Salz 3-mal täglich 2 Tabletten im Mund zergehen lassen. Ein sicheres Zeichen, dass Sie dieses Salz brauchen ist, wenn der Zungenbelag sich während des Basenfastens gelb bis gelbbraun färbt.

Schüßler-Salz Nr. 9: Natrium phosphoricum (Natriumphosphat)

Natrium phosphoricum ist das eigentliche Entsäuerungsmittel nach Dr. Schüßler. Bei alles säurebedingten Stoffwechselbelastungen kann man das Schüßler-Salz Nr. 9 anwenden. Je länger allerdings eine Übersäuerung besteht, umso mehr wird der Mineralstoffwechsel gestört, so dass bei chronischer Übersäuerung meist noch das Salz Nr. 10 oder Nr. 6 dazu genommen werden muss, um den gesamten Stoffwechsel wieder zu beleben.

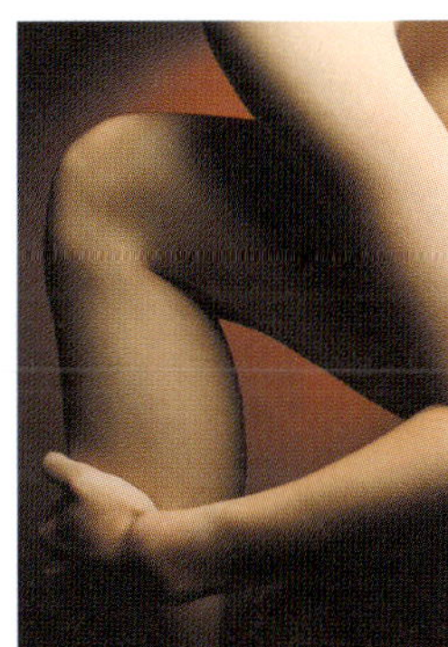

Bei rheumatischen Beschwerden hilft Natrium phosphoricum.

Das Salz Nr. 9 regt die Nieren an und unterstützt die Aufrechterhaltung des Säure-Basen-Gleichgewichts. Natrium phosphoricum verbessert den Nierenstoffwechsel und mindert alle säurebedingten Beschwerden, besonders rheumatische Beschwerden. Vor allem bei erhöhten Harnsäurewerten ist dieses Salz hilfreich. Es hilft auch bei Osteoporose, bei Sodbrennen, auch bei Akne und bei fettiger Haut. Dosierung: 3-mal täglich 2 Tabletten.

Schüßler-Salz Nr. 10: Natrium sulfuricum (Natriumsulfat)

INFO

Schüßler-Salz Nr. 10 kurbelt den Stoffwechsel an und hilft, dass die Pfunde schneller purzeln.

Natriumsulfat ist vielen als „Glaubersalz“ bekannt, ein Abführmittel, das vor allem bei Fastenkuren gerne zur Darmreinigung verwendet wird. Als Schüßler-Salz, in homöopathischer Aufbereitung, wird es zur Anregung des gesamten Stoffwechsels verwendet und bewirkt eine verbesserte Ausscheidung von Säuren und Giftstoffen. Besonders Leber und Galle werden durch dieses Salz gut entgiftet. Immer, wenn die Entgiftung und Entsäuerung etwas zu langsam vor sich geht, ist dieses Salz angezeigt. Auch eine träge Verdauung während des Basenfastens und Verdauungsstörungen wie Blähungen, Durchfälle, Verstopfung und Fettverdauungsstörungen lassen sich mit Natrium sulfuricum gut behandeln. Auch wenn während des Basenfastens Wasseransammlungen im Gesicht oder in den Gelenken auftreten, ist Natriumsulfat hilfreich. Wer dieses Salz braucht, hat oft einen schmutzig bis bräunlich-grünlich Zungenbelag mit bitterem Geschmack.

Gut zu wissen

Schüßler-Salz Nr. 10 ist kein Abführmittel!

Die Einnahme von Schüßler-Salz Nr. 10 ist kein Ersatz für eine Darmreinung! Da dieses Schüßler-Salz den Stoffwechsel anregt, können Sie es auch immer dann zur Unterstützung der Basenfastenkur einsetzen, wenn Ihr Stoffwechsel träge reagiert, was Sie ganz schnell daran merken, dass sich die Waage trotz Einhaltung aller Basenfastenregeln so gar nicht nach unten bewegen will.

Auch depressive Verstimmungen während des Basenfastens lassen sich mit Salz Nr. 10 erfolgreich beeinflussen. Sie können, wenn Sie nicht die gesamte Schüßler-Kur machen möchten, auch nur das Salz Nr. 10 für ein bis drei Wochen zur Ankurbelung des Stoffwechsels nehmen (3-mal täglich 2 Tabletten vor dem Essen). Da Stoffwechselstörungen jedoch stets eine chronische Natur haben, handelt es sich dabei selten um eine Störung, die ausschließlich auf ein Ungleichgewicht im Natriumsulfathaushalt zurückgeht. Es macht deshalb Sinn, auch die empfohlenen Nr. 6, 9 und 11 dazuzunehmen.

Schüßler-Salz Nr. 11: Silicea (Kieselsäure)

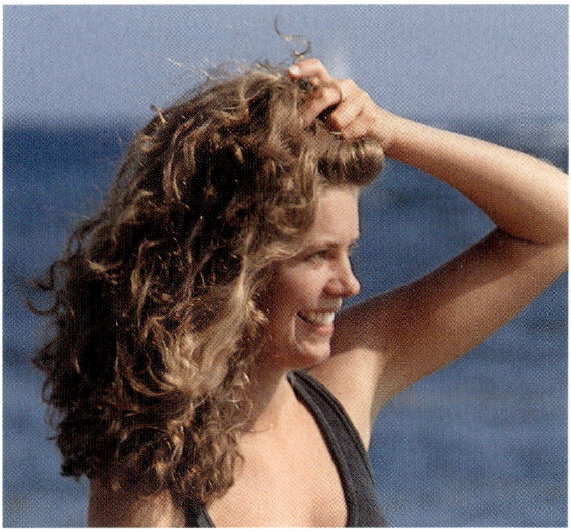

Schüßler-Salz Nr. 11 ist gut für Haut, Haare und Nägel.

Dieses Schüßler-Salz wird auch das Schönheitsmittel der Biochemie genannt, denn es steigert die Festigkeit des Bindegewebes und ist wichtig für den Aufbau von Haut, Haaren und Nägeln. Silicea ist mit zuständig für die Vernetzung der Kollagenfasern und ist ein guter Feuchtigkeitsspeicher, weshalb man in Verpackungen von elektrischen Geräten immer kleine Beutelchen mit Silicea zur Trockenhaltung findet. Aber es hat auch tiefgreifende Wirkung auf Nieren und Bindegewebe und ist auch ein gutes Drainagemittel – das heißt es durchspült Nieren und Bindegewebe und unterstützt so die Entgiftung des Bindegewebes. Mit diesen vielfältigen Wirkungen ist es *das* Anti-Aging-Mittel der Biochemie.

Silicea ist auch hilfreich bei Haarausfall, bei brüchigen und spröden Nägeln. Auch wenn Sie während des Basenfastens besonders viel schwitzen, hilft Silicea. Nehmen Sie täglich je 3-mal 2 Tabletten vor den Mahlzeiten ein.

Gut zu wissen

Wie sind die Salze einzunehmen?

Wenn Sie alle vier Salze zur Unterstützung der Entsäuerung einnehmen wollen, dann sollten Sie wie folgt dosieren:
Nehmen Sie über den Tag verteilt von jedem der vier Salze je 2 Tabletten vor den Mahlzeiten ein, indem Sie diese auf der Zunge zergehen lassen.
Wenn Sie nur eines der Mittel einnehmen möchten: Lassen Sie vor den Mahlzeiten 3-mal 2 Tabletten im Munde zergehen.

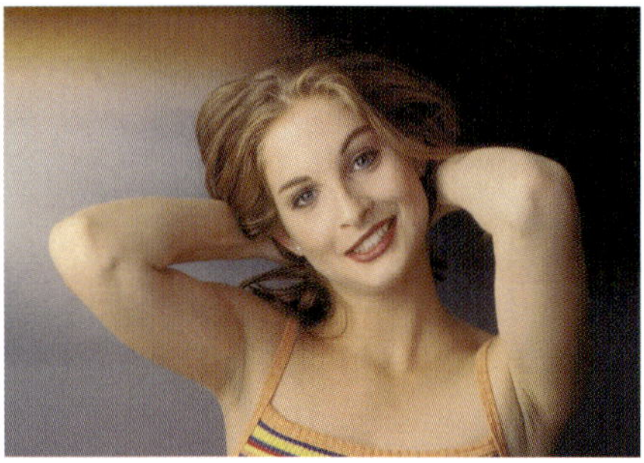

Schüßler-Salze beschleunigen den Heilprozess auf sanfte Weise, sodass Sie immer noch mit Genuss basenfasten können.

Beobachten Sie Ihren Körper

Fastenkrisen kommen beim Basenfasten selten vor. Häufig sind jedoch Heilreaktionen. So berichten viele Fastenteilnehmer von anfänglicher Müdigkeit, Abgeschlagenheit, Kopfschmerzen, Blähungen usw. Das sind ganz natürliche Reaktionen des Körpers oder der Seele auf die durch das Basenfasten eingeleitete Entgiftung. Also keine Panik: Solche Reaktionen zeigen, dass Ihr Körper auf die Entsäuerung anspricht und sich etwas tut. Die Art und Weise der Reaktion kann Ihnen nun behilflich sein, das oder die dazu passenden Schüßler-Salze zu finden. Mit dem passenden Schüßler-Salz können Sie nun die in Gang gebrachte Entsäuerungsreaktion so unterstützen, dass der Effekt noch verstärkt wird.

Wenn Sie mit der Basenfastenwoche begonnen haben, ist es wichtig, dass Sie Ihren Organismus und seine Reaktionen auf die Entsäuerungswoche genau beobachten. Die wichtigsten Hinweise erhalten Sie von Ihrer Zunge und von Ihren Ausscheidungen.

Gut zu wissen

Zungenfarbe und -belag zeigen das passende Schüßler-Salz an

Hart und rissig: Nr. 1 – Calcium fluoratum
Dickweiß und pelzig mit süßlichem Geschmack: Nr. 2 – Calcium phosphoricum.
Sauber, ohne Belag: Nr. 3 – Ferrum phosphoricum, Nr. 7 Magnesium phosphoricum
Weißgrauer, nicht schleimiger Belag: Nr. 4 – Kalium chloratum
Senffarben, fauliger Geschmack: Nr. 5 – Kalium phosphoricum
Gelb bis gelbbraun, schleimig: Nr. 6 – Kalium sulfuricum
Rein, glasig, mit Schleimstraßen, Wasserbläschen: Nr. 8 – Natrium chloratum
Feucht, goldgelb: Nr. 9 –Natrium phosphoricum
Schmutzig, bräunlich-grünlich, bitterer Geschmack: Nr. 10 – Natrium sulfuricum
Trocken, evtl. seifiger Geschmack: Nr. 11 – Silicea
Am Zungengrund lehmartig: Nr. 12 – Calcium sulfuricum

Gut zu wissen

So zeigen Ihre Ausscheidungen, welches Schüßler-Salz passt

Nässend, zu Krustenbildung neigend: Salz Nr. 1 – Calcium fluoratum
Nässend, wie rohes Eiweiß: Nr. 2 Calcium phosphoricum
Nasenbluten, sonst keine Absonderungen: Nr. 3 – Ferrum phosphoricum
Nässend, weißgrau, fadenziehend: Nr. 4 – Kalium chloratum
Schmierig, stinkend, ätzend: Nr. 5 – Kalium phosphoricum
Gelb-schleimig (Nasensekret, Bronchialauswurf): Nr. 6 – Kalium sulfuricum
Wie Wasser, oder völlig ausgetrocknete Schleimhäute: Nr. 8 – Natrium chloratum
Rahmartig, honiggelbe Krusten: Nr. 9 – Natrium phosphoricum
Nässend, Gelb-grün, grün-eitrig: Nr. 10 – Natrium sulfuricum
Nässend, eitrig, gelbe Eiterkrusten: Nr. 11 – Silicea
Nässend, blutig-eitrig: Nr. 12 – Calcium sulfuricum

Und so finden Sie das für Sie passende Mittel: Beobachten Sie einfach, wie sich Ihre Zungenfarbe, der Belag und auch Ihre körperlichen Absonderungen verändern. Diese Veränderungen zeigen meist auf verblüffend einfache Art die momentane Notwendigkeit eines Schüßler-Salzes an. Da diese Veränderungen nun während des Basenfastens auftreten, zeigen sie, wo durch die Übersäuerung ein Mineralsstoffungleichgewicht entstanden ist. Beispiel: Sie leiden schon seit vielen Jahren an immer wiederkehrender chronischer Nasennebenhöhlen-Entzündung. Nach drei Tage Basenfasten färbt sich Ihr Zungenbelag gelbbraun und Sie müssen plötzlich ständig die Nase putzen, weil Sie viel gelblichen Schleim produzieren. Hier wird durch die Entsäuerung ein Heilprozess in Gang gesetzt, den man nun bestens mit dem Schüßler-Salz Nr. 6 – Kalium sulfuricum unterstützen kann (s. Kasten).

Sollten Sie sich trotzdem unsicher fühlen, ob und welche dieser Salze für Sie in Frage kommen, dann lesen Sie ab Seite 57 in der Einzelbeschreibung der Mittel nach oder wenden Sie sich an einen Arzt oder Heilpraktiker, der sich auf Biochemie nach Dr. Schüßler spezialisiert hat.

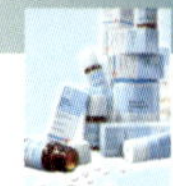

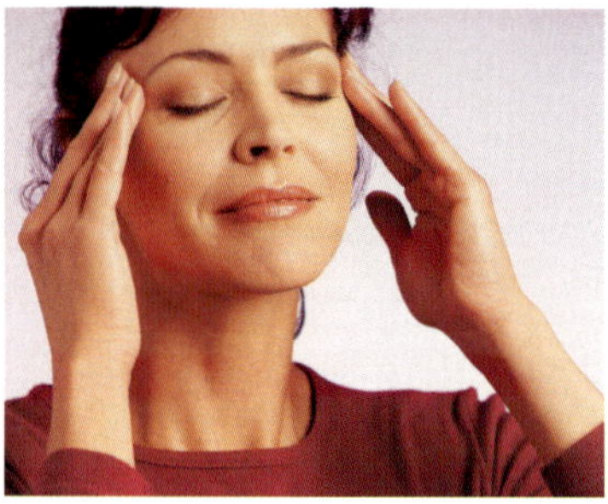

Bei Kopfschmerzen

Kopfschmerzen gehören zu den Standardbegleiterscheinungen beim Fasten und auch beim Basenfasten. Sie können unterschiedliche Ursachen haben und je nach Ursache verschwinden sie am zweiten oder dritten Basenfastentag von alleine wieder oder nicht.

Wenn Sie zu den Kaffeegroßkonsumenten gehören, dann ist es sehr wahrscheinlich, dass die ersten drei Basenfastentage mit Kopfschmerzen einhergehen. Das ist der Koffeinentzug und der braucht seine Zeit. Sie können das verhindern, indem Sie Ihren Kaffeekonsum bereits einige Tage vor der Basenfastenkur reduzieren.

Wenn Sie an Migräne leiden, dann kann es sein, dass sich die Migräne unter dem Basenfasten verstärkt. Das kommt auch darauf an, ob Sie auch regelmäßig Kaffee trinken und Nahrungsmittelunverträglichkeiten haben, die Migräne verstärkend wirken.

Wenn Ihr Stoffwechsel trotz Übersäuerung noch fit ist (das gibt es häufig), dann sind anfängliche Kopfschmerzen selten ein Problem.

Bei träger Stoffwechselsituation sollten Sie mit Schüßler-Salzen unterstützen, um nicht den Spaß am Basenfasten zu verlieren.

Gut zu wissen

Das richtige Schüßler-Salz bei Kopfschmerzen

Bei fastenbedingten Kopfschmerzen: Schüßler-Salz Nr. 10 – Natrium sulfuricum ist schnell wirksam, denn es beschleunigt die Ausscheidung der belastenden Gifte.
Bei krampfartigen und allgemeinen Kopfschmerzen, auch anderen Schmerzen: Schüßler-Salz Nr. 7 – Magnesium phosphoricum.
Bei Kopfdruck, Blutandrang im Kopf: Schüßler-Salz Nr. 3 – Ferrum phosphoricum.
Bei Kopfdruck, evtl. mit Brechreiz und Verstopfung: Schüßler-Salz Nr. 8 – Natrium chloratum.
Bei nervös bedingten Kopfschmerzen, innerer Unruhe: Schüßler-Salz Nr. 5 – Kalium phosphoricum.

Nehmen Sie im Falle von Kopfschmerzen das jeweilige Schüßler-Salz wie die „Heiße Sieben“ ein, das heißt: 10 Tabletten in einer Tasse frisch abgekochtem heißem Quellwasser und trinken Sie die Lösung in kleinen Schlückchen.

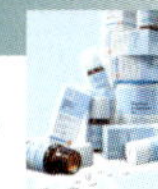

Bei Wasseransammlungen in den Fingern oder in den Füßen

Bei Wasseransammlungen in den Fingern, den Füßen oder in den Gelenken kommt meist das Schüßler-Salz Nr. 8 – Natrium chloratum – zur Entwässerung zum Einsatz. Wenn Sie merken, dass Sie während der Basenfastenwoche schlecht entwässern, obwohl Sie reichlich trinken, dann schafft dieses Schüßler-Salz schnell Abhilfe. Natrium chloratum reguliert den Wasserhaushalt und unterstützt sämtliche Fastenreaktionen, die mit einem Zuviel oder mit einem Zuwenig an Wasser einhergehen:

- Wasseransammlungen in Fingern, Füßen oder Gelenken
- Fließschnupfen oder trockene Schleimhäute
- Knacken in den Gelenken
- Tränensäcke.

Anwendung: Lassen Sie 3 x 2 Tabletten vor den Mahlzeiten im Mund zergehen.

Wenn Sie wissen, dass ihre Niere nicht so gut entwässern kann, dann können Sie den Effekt des Salzes Nr. 8 noch mit der Nr. 11 – Silicea unterstützen.

Bei Müdigkeit, Abgeschlagenheit

Nicht jeder ist nach wenigen Tagen Basenfasten fit und leistungsfähig. Manche Menschen plagen sich mit Müdigkeit und Abgeschlagenheit und kommen gar nicht mehr so recht in die Gänge. Bevor Sie nun hier zu einem Schüßler-Salz greifen, machen Sie bitte einen kleine Check: Hat die Müdigkeit vielleicht eine ganz simple Ursache? Wenn Sie in den vergangenen Wochen wenig geschlafen haben und nun Basenfasten, dann ist es ganz normal, dass Sie sich jetzt müde fühlen. Wenn Sie durch Basenfasten die Entsäuerung in Gang setzen, dann gehört auch das Nachholen von Schlaf dazu. Der Körper braucht seine Schlafphasen. Sobald Sie einige Tage früher ins Bett gegangen sind, erledigt sich das Thema.

TIPP

Wenn Sie alleine damit nicht zurecht kommen, lassen Sie sich von einem Arzt oder Heilpraktiker beraten.

Eine andere mögliche Ursache ist hoher Kaffeekonsum. Klar, dass Sie in den ersten Basenfastentagen etwas schlapp sind. Auch das legt sich nach wenigen Tagen.

Und schließlich gibt es noch die Möglichkeit, dass Ihr Stoffwechsel so sehr belastet ist, dass er sich alleine durch Basenfasten nicht mehr anregen lässt. In einem solchen Fall liegt meist eine chronische Erkrankung und/oder ein Herdgeschehen vor, wie eine chronische Nasennebenhöhlenvereiterung oder eine Zahnwurzelentzündung. Die Schüßler-Salze Nr. 6 oder Nr. 10, auch das Salz Nr. 11 kommen hier in Frage. Prüfen Sie Zungenbelag und Ausscheidungen (s. Seite 120 f) und nehmen Sie dann das Salz, das in Ihrem Fall passt.

Bei Wadenkrämpfen

Wadenkrämpfe, aber auch Krämpfe in den Oberschenkeln kommen vor allem bei Frauen in den Wechseljahren häufig vor. Krämpfe sind immer ein Zeichen eines Magnesiumungleichgewichts, weshalb das Schüßler-Salz Nr. 7 – Magnesium phosphoricum schnell Abhilfe schafft. Bei starken Krämpfen nehmen Sie das Salz als „Heiße Sieben" einmalig, bei leichten Krämpfen: 3-mal 2 Tabletten vor den Mahlzeiten im Mund zergehen lassen – ein bis zwei Tage lang.

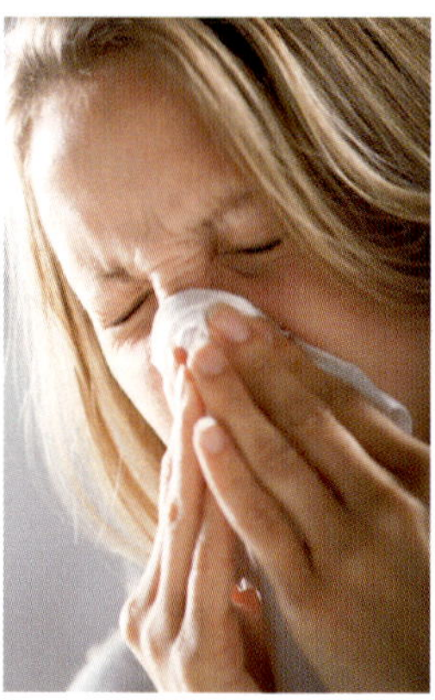

Bei chronischen Nasennebenhöhlen-Entzündungen

Latent vorhandene Nasennebenhöhlen-Entzündungen flackern unter Entsäuerungsmaßnahmen wie Basenfasten gerne ein wenig auf. Hier gibt es gleich mehrere in Frage kommende Schüßler-Salze. Es kommt darauf an, in welchem Entzündungsstadium nach Schüßler Sie sich gerade befinden. Die auf Seite 120 f aufgezeigten Merkmale von Zunge und Ausscheidungen geben Ihnen Anhaltspunkte, welches Schüßler-Salz Ihnen gerade am besten helfen wird. Achten Sie genau auf Ihre körperlichen Symptome und wählen Sie danach das passende Salz. Häufig kommen die Salze Nr. 6 und 10 zum Einsatz.

Hilfe bei Heißhungerattacken

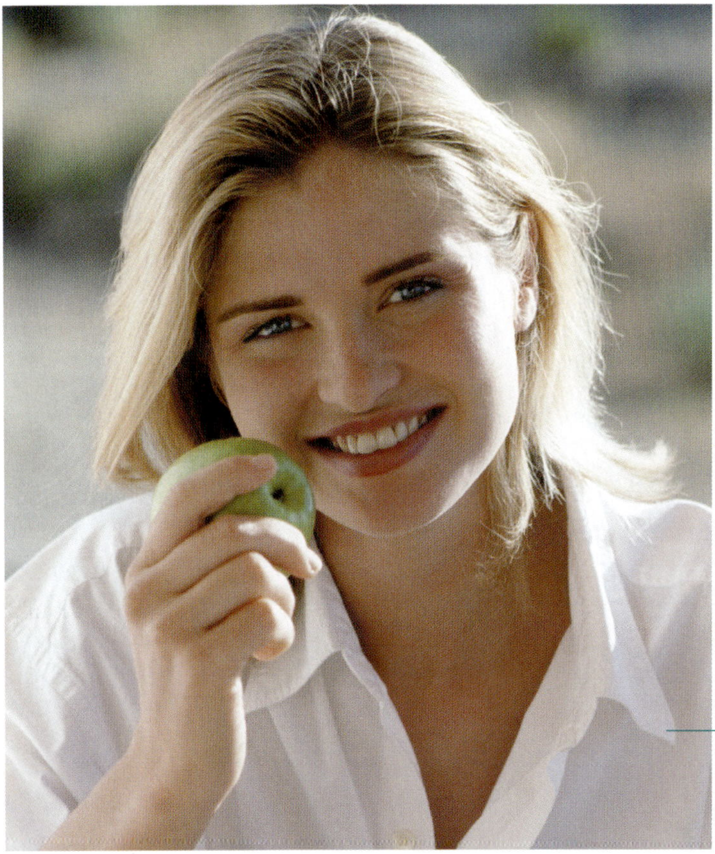

Ein Apfel, langsam und gründlich gekaut, ist ein gutes Mittel gegen Heißhungerattacken.

Essensgelüste und Heißhungerattacken sind die gefürchtetsten Feinde jeder Fastenkur und können Ihnen eine Basenfastenwoche vermiesen. Sicher, es gibt Menschen, die sind so willenstark, dass sie eine Woche kühn an allen Verführungen vorbeimarschieren und sich freuen, wie gut sie allen Säuresünden widerstehen können. Andere jedoch werden von Heißhungerattacken geplagt und haben leider keinen so starken Willen. Oder sie entwickeln eine Schokoladengier, die sich nicht stillen lässt.

Die gute Botschaft ist: Wenn Sie konsequent die Wacker-Regeln des Basenfastens befolgen, dann fühlen Sie sich meist so ausgeglichen, dass keine Gier auf bestimmte Lebensmittel entsteht. Es kann

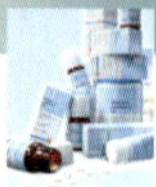

aber sein, dass Ihr Mineralienhaushalt so sehr im Ungleichgewicht ist, dass Sie plötzlich eine Gier auf Salziges, Süßes oder Saures entwickeln. Ist das bei Ihnen der Fall, dann sollten Sie zunächst Ihren Basenfastenspeiseplan so umstellen, dass die basischen Lebensmittel dieses Bedürfnis stillen.

Beispiel: Sie haben während des Basenfastens verstärkt Lust auf Salziges. Das ist zunächst ein Anzeichen dafür, dass Sie einen unausgeglichenen Kochsalzhaushalt haben. Sie können dem zunächst so begegnen, dass Sie sich genügend salzige Lebensmittel, wie Oliven, zurechtlegen, die Sie auch als Zwischenmahlzeit verzehren können. Wenn das nicht ausreicht, können Sie mit dem Schüßler-Salz Nr. 8 – Natriumchloratum (Kochsalz) das Ungleichgewicht wieder regulieren. Verwenden Sie Natriumchlorat dazu in der D 6 und lassen Sie 3-mal täglich 2 Tabletten im Mund zergehen. Behalten Sie diese Dosierung bis zum Ende der Basenfastenwoche bei und beobachten Sie, ob das Salzbedürfnis weniger wird. Sollte dieses Bedürfnis nach dem Basenfasten noch stark vorhanden sein, können Sie die Einnahme von Nr. 8 noch für ein bis zwei Wochen fortführen. Und so verfahren Sie auch mit anderen Gelüsten. Die entsprechenden Schüßler-Salze finden Sie in der folgenden Tabelle.

Schüßler-Salze bei Heißhungerattacken

Gelüste auf	Schüßler-Salz
Salziges	Nr. 8 – Natriumchlorat D6
Süßes	Nr. 9 – Natrium phosphoricum, Nr. 7 – Magnesium phosphoricum
Schokolade	Nr. 7 – Magnesium phosphoricum D12
Saures	Nr. 9 – Natrium phosphoricum
Bitteres	Nr. 10 – Natrium sulfuricum
Nüsse	Nr. 5 – Kalium phosphoricum
Fett	Nr. 5 – Kalium phosphoricum Nr. 9 – Natrium phosphoricum

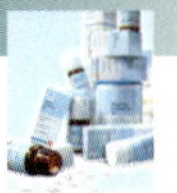

Heißhunger auf einfach Alles

Ein Sonderfall sind allgemeine Heißhungerattacken. Bevor Sie dabei ermattet zu einem Schüßler-Salz greifen, sollten Sie einige Tricks anwenden.

So beugen Sie Heißhungerattacken vor

- Vermeiden Sie zu lange Essenspausen, die Sie zum hungrigen Wolf werden lassen.
- Nehmen Sie sich immer Ihren basischen Proviant mit. Sorgen Sie dafür, dass Sie auch zu Hause immer gut mit basischem Sofortessbaren eingedeckt sind. Das können Mandeln, ungeschwefelte Trockenfrüchte, ein Glas Oliven, ein Glas milchsauer eingelegte Rote Beete, ein Kartoffelsalat vom Vortag oder ein Rest Gemüse vom Mittag sein.
- Essen Sie etwas, und wenn es auch nur ein Stück Apfel ist, und kauen Sie ihn langsam und gründlich, bevor Sie den Bärenhunger bekommen. Wenn Sie erst zum Kühlschrank gehen, wenn der Magen knurrt, haben Sie keine Chance mehr!
- Führen Sie immer Wasser mit sich. Mit Trinken können Sie Ihren Magen erst mal beruhigen.

Gut zu wissen

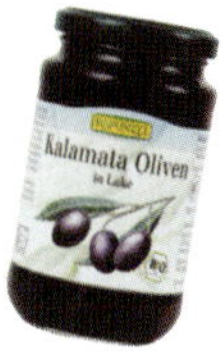

Als basischer Proviant bestens geeignet: Schwarze Oliven.

Wenn Sie diese Tricks anwenden, dann sollten die Heißhungerattacken deutlich zurückgehen. Sind doch noch Gelüste da? Spüren Sie genau nach, auf was Sie gerade Gelüste haben und suchen Sie sich das entsprechende Schüßler-Salz aus.

Wenn sich Ihre Heißhungerattacken trotz aller Tricks und auch mit Schüßler-Salzen nicht beheben lassen, dann sollten Sie einen auf Schüßler-Salze spezialisierten Arzt oder Heilpraktiker aufsuchen. Möglicherweise ist Ihr Stoffwechsel so durcheinander, dass es professioneller Hilfe bedarf.

So erhalten Sie sich Ihren Erfolg

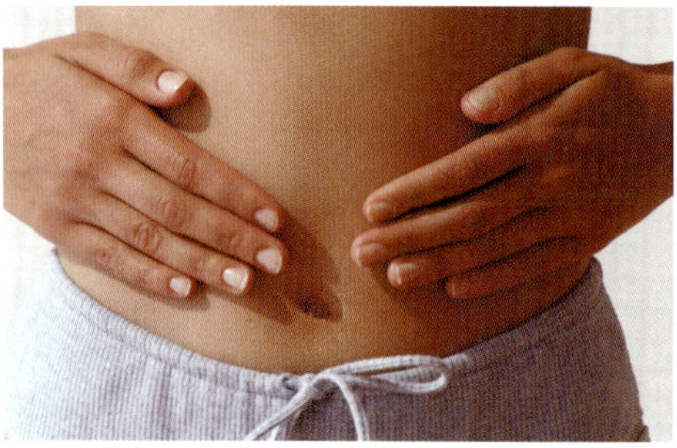

Wunderbar – diese Woche Basenfasten haben Sie geschafft. Doch was kommt nun? Wie viele Säurebildner dürfen auf dem Speiseplan stehen, ohne dass Sie Ihren Säure-Basen-Haushalt wieder durcheinander bringen? Die Säuren-Basen-Pyramide auf der nächsten Seite zeigt Ihnen den Weg aus der Säurefalle Ernährung. Erfahren Sie, wie Sie Ihren Säuresünden ein Schnippchen schlagen können und wie Sie den Erfolg Ihrer Basenfastenwoche, auch mit Unterstützung von Schüßler-Salzen erhalten können.

Auf die richtige Mischung kommt es an!

Fastenbrechen gibt es beim Basenfasten nicht – denn Sie essen ja auch während der Basenfastenwoche. Sie können diese Woche deshalb auch ohne Probleme auf zwei, drei, vier oder mehr Wochen ausdehnen – vorausgesetzt, Sie sind gesundheitlich stabil. Im Zweifelsfall ist es besser, sich bei längeren Basenfastenzeiten von einem im Fasten erfahrenen Therapeuten begleiten zu lassen.

Wenn Sie nach einer oder zwei Wochen Basenfasten wieder zur „normalen" Ernährung zurückkehren möchten, entscheidet die Zusammensetzung der Nahrung und das richtige Mischungsverhältnis zwischen säurebildenden und basenbildenden Lebensmittel darüber, wie lange Sie Ihren Basenfastenerfolg erhalten können.

Gut zu wissen

So erhalten Sie den Erfolg

Essen Sie deutlich mehr basenbildende Gemüse und Obstgerichte und essen Sie so wenig wie möglich säurebildende Produkte. Denken Sie daran: Fast alle tierischen Produkte werden sauer verstoffwechselt.

Die Säuren-Basen-Pyramide der Ernährung

Auf der Grundlage der Ernährungspyramide der Deutschen Gesellschaft für Ernährung (DGE) habe ich eine so genannte Säuren-Basen-Pyramide entwickelt. Diese Pyramide gibt die optimalen Mengenverhältnisse der Nahrungsgruppen im Hinblick auf den Säure-Basen-Haushalt an.

Die Basis der täglichen Nahrungsmittel bilden Gemüse, Kräuter, Keimlinge und Obst. Optimal ist es, wenn die Nummern 1–3 insge-

TIPP

Essen Sie mehrmals täglich Gemüse, frische Kräuter, Salat und Obst.

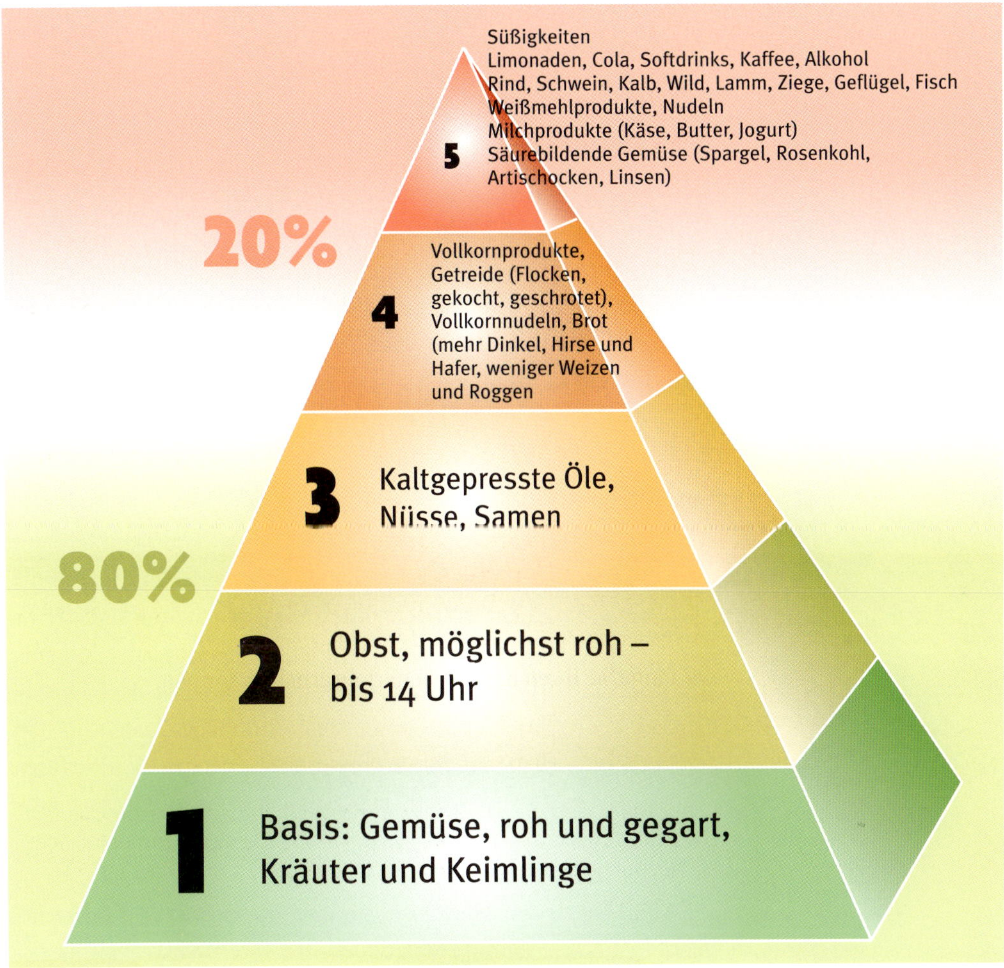

samt 80 % Ihrer Ernährung einnehmen und die unter 4 und 5 genannten Lebensmittel sich nur zu maximal 20 % in Ihrer täglichen Nahrung finden – d. h. so wenig wie möglich. Das entspricht der Ernährung nach der so genannten 80:20-Regel.

Es ist sehr hilfreich, diese Orientierung zu verinnerlichen. Und wenn Ihre Ernährungs- und Lebensweise doch mal wieder aus allen Fugen gerät, dann hilft oft schon ein rein basischer Tag zwischendurch, um den Säure-Basen-Haushalt wieder ins Gleichgewicht zu bringen.

Ein- oder zweimal im Jahr Basenfasten hält fit

• Der basische Tag für zwischendurch

Legen Sie einfach hin und wieder einen rein basischen Tag ein. Ideal ist, wenn Sie einen 100% basischen Tag pro Woche schaffen. Das erfordert kaum Vorbereitung und lässt sich schnell und unkonventionell in den Alltag einbauen. So ein Tag entlastet und bügelt kleine Säuresünden aus. Ideal für einen Basenfastentag ist ein arbeitsfreier Tag, etwa ein Samstag.

• Planen Sie jetzt schon Ihre nächste Basenfastenwoche

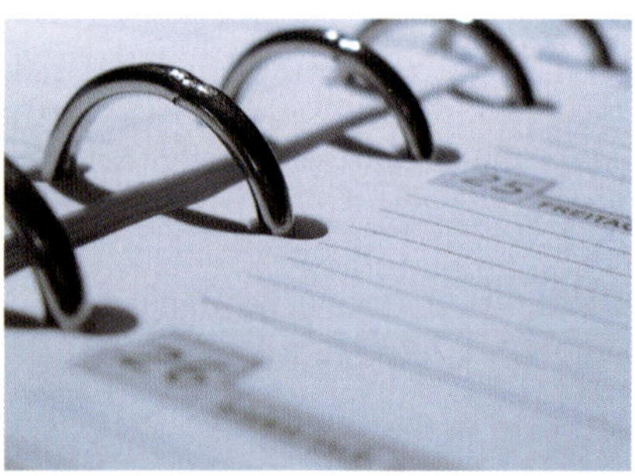

Wenn Sie sich langfristig gesund erhalten wollen, dann reicht einmal Basenfasten natürlich nicht aus. Die Erfahrung zeigt, dass ein- bis zweimal im Jahr Basenfasten für ein oder zwei Wochen ideal sind. Ob Sie nun genau nach 6 Monaten oder erst nach 8 Monaten wieder eine Basenfastenwoche einlegen, das hängt von Ihrem Lebensstil, Ihren persönlichen Lebensumständen und Ihrem Gesundheitszustand ab. Wichtiger aber ist, wann Sie persönlich das *Bedürfnis* nach einer Basenfastenkur haben. Spätestens dann wird es Zeit, nur noch Gemüse und Obst einzukaufen.

Wenn Sie zu den Menschen gehören, die so etwas grundsätzlich nicht bemerken, dann planen Sie einfach Ihre nächste Basenfastenwoche, tragen Sie sich den Termin in den Kalender ein – so geht das Vorhaben nicht im Alltagsgewimmel unter. Doch bis zur nächsten Kur gibt es eine kleine Hilfestellung, wie Sie „Basisches" in Ihren Alltag integrieren können:

Gut zu wissen

Wie Sie täglich „Basisches" integrieren können

Machen Sie diesen kleinen Check jeden Tag:

- Woher erhalte ich heute mein tägliches Obst und Gemüse?
- Wo baue ich heute meine Bewegung ein?
- Wie komme ich heute zu ausreichender Erholung?

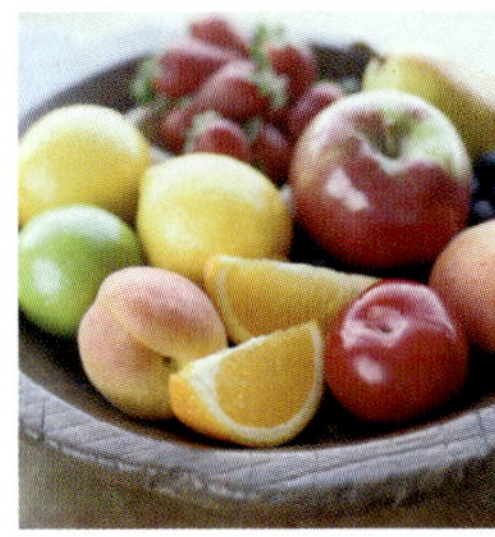

Ein leckerer Obstteller macht Appetit auf Basisches.

Dieser Check jeden Tag hilft ungemein. So geht Ihnen das „basische Denken" in Fleisch und Blut über. Denn basisches Denken bezieht sich nicht nur auf Essen – auch Bewegung und Erholung gehören dazu.

So halten Sie Ihren Mineralstoffhaushalt in Schuss

Wenn Sie regelmäßig, das heißt ein- bis zweimal im Jahr Basenfasten, und dies mit Schüßler-Salzen unterstützen, dann haben Sie eine einfache und wirksame Methode gefunden, Ihren Mineralstoffwechsel in Ordnung zu halten. Denken Sie aber auch daran, dass ein ausgewogener Mineralstoffwechsel auf eine tägliche basenreiche – das heißt auch mineralstoffreiche Kost angewiesen ist.

Gut zu wissen

So halten Sie Ihren Mineralstoffhaushalt in Schuss

- Achten Sie auf eine abwechslungsreiche basenüberschüssige (= mineralienreiche), natürliche Nahrung.
- Meiden Sie Mineralienräuber so gut wie möglich.
- Legen Sie ein- bis zweimal im Jahr eine Basenfastenwoche ein.
- Machen Sie ein- bis zweimal im Jahr eine Mineralstoffkur mit Schüßler-Salzen (s. Seite 57) zur Entsäuerung.

Bildnachweis und Bezugsquellen

Bildnachweis

- S. 39 (Gemüsedünster): WMF Aktiengesellschaft, Eberhardstraße, 73309 Geislingen/Steige
- S. 40 (Entsafter): Keimling Naturkost GmbH, Bahnhofstr. 51, 21614 Buxtehude, Tel. 04161/51160; www.keimling.de E-mail: naturkost@keimling.de
- S. 42 (Saisonkalender): aid infodienst, Bonn (www.aid-medienshop.de)
- S. 49, 51, 52, 60, 63, 64, 115 (Schüßler-Salze): Deutsche Homöopathie-Union, Ottostr. 24, 76227 Karlsruhe, Tel. 0721/40 93 01
- S. 72 (Tee): Lebensbaum, Ulrich Walter GmbH, Dr.-Jürgen-Ulderup-Str. 12, 49356 Diepholz, Tel. 05441/98 56-100
- S. 75 (CHT): Pressefoto Peter Dorn
- S. 79 (Kräutersalz): Gewürzmühle Brecht GmbH, Ottostr. 1–3, 76334 Eggenstein
- S. 87 (Keimlinge): Eschenfelder, Turnstr. 30 (Fabrik am Kreuzfelsen), 76846 Hauenstein, Tel. 06392/71 19
- S. 88 (Sprossen): Bötz Gemüsebau, Loher Hauptstr. 99, 90427 Nürnberg, Tel. 0911/34 53 91
- S. 98 (Chufas Nüssli): Habel-Getreideflocken, Ringstr. 18, 86511 Schmiechen
- S. 101, 108 (Kräuterseitlinge): Pilzgarten GmbH, Fabrikstraße 12, 27389 Helvesiek, Tel. 4267/93 3 0
- S. 102 (Navets-Rübchen): Sabine Wacker
- S. 105, 126: Rapunzel Naturkost AG, Haldergasse 9, 87764 Legau

Rezepte

Alle Rezepte wurden von mir entwickelt, außer:

- S. 112 und 113 von meiner Freundin Eva Lange

Register

UNSER LESER-SERVICE FÜR SIE

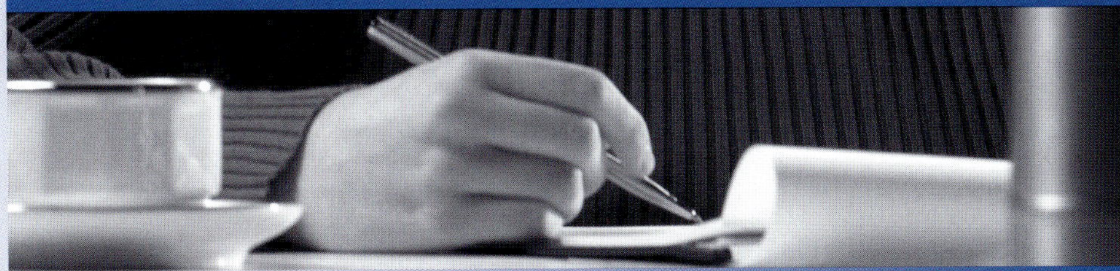

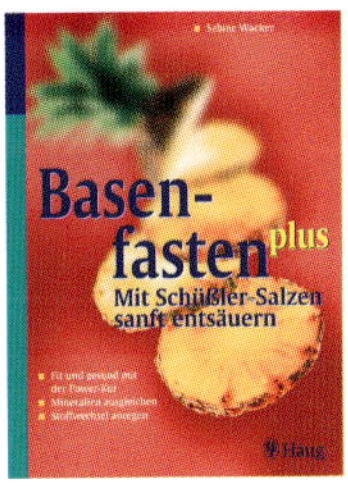

Liebe Leserin, lieber Leser,

wir freuen uns, dass wir Ihnen mit diesem Buch weiterhelfen konnten. Fragen zum Inhalt dieses Buches leiten wir gern an die Autorin oder den Autor weiter.

Auch Anregungen und Fragen zu unserem Programm wie auch Ihre Kritik sind uns herzlich willkommen!

Denn: **Ihre Meinung zählt.**
Deshalb zögern Sie nicht – schreiben Sie uns!

Ihre

Dr. Elvira Weißmann-Orzlowski

- Adresse: Lektorat Haug Verlag
  Postfach 30 05 04
  70445 Stuttgart
- E-Mail Leserservice: heike.bacher@medizinverlage.de
- Fax: 0711-8931-748